Sitzungsberichte
der Akademie der Wissenschaften
der DDR
Mathematik – Naturwissenschaften – Technik

9N

1977

Walter Kirsche

Christian Gottfried Ehrenberg zum 100. Todestag

Ein Beitrag zur Geschichte der mikroskopischen Hirnforschung

AKADEMIE-VERLAG · BERLIN

THEORIA CUM PRAXI

Sitzungsberichte
der Akademie der Wissenschaften
der DDR
Mathematik — Naturwissenschaften — Technik

Jahrgang 1977 · Nr. 9/N

Walter Kirsche

Christian Gottfried Ehrenberg zum 100. Todestag

Ein Beitrag zur Geschichte der mikroskopischen Hirnforschung

AKADEMIE-VERLAG · BERLIN
1977

Vortrag von Walter Kirsche
Ordentliches Mitglied der Akademie
der Wissenschaften der DDR auszugsweise
gehalten vor der Klasse Medizin
am 6. Mai 1976

Herausgegeben im Auftrage
des Präsidenten der Akademie
der Wissenschaften der DDR
von Vizepräsident Prof. Dr. Heinrich Scheel

Erschienen im Akademie-Verlag, 108 Berlin, Leipziger Str. 3–4

Lizenznummer: 202 · 100/254/77
Gesamtherstellung: VEB Druckhaus Köthen
Bestellnummer: 762 540 3 (2010/77/9/N) · LSV 1305
Printed in GDR
DDR 6,– M

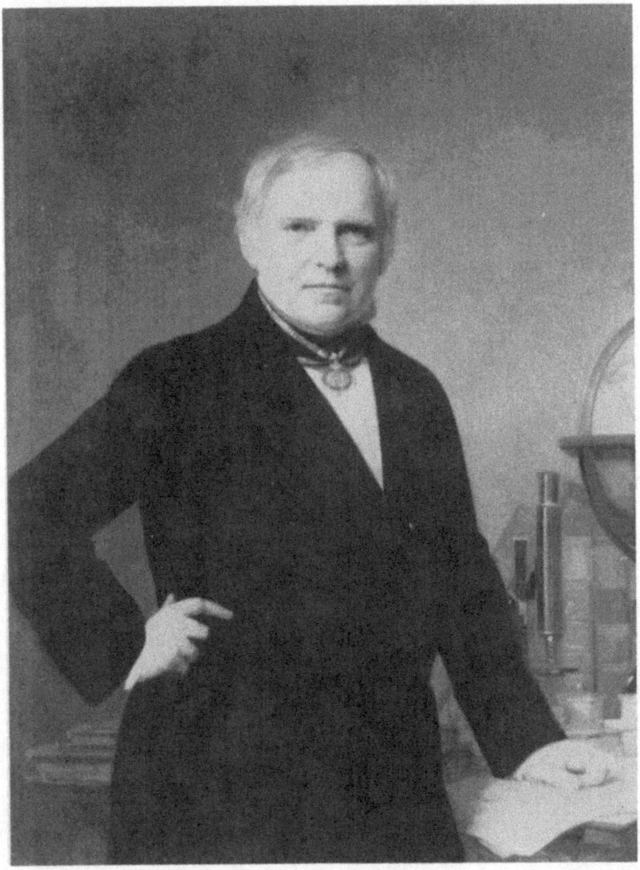

Abb. 1 Christian Gottfried Ehrenberg 1795–1876. Ständiger Sekretär der preußischen Akademie der Wissenschaften von 1842–1867. Nach einem Gemälde von E. L. Radtke: Christian Gottfried Ehrenberg (1857). Schlösser und Gärten Potsdam-Sanssouci, Neues Palais. Leinwand 117×86.

Inhalt

1. Einleitung

Im 19. Jahrhundert hat die weitere Entwicklung des Mikroskopes eine Reihe bedeutender naturwissenschaftlicher Entdeckungen möglich gemacht. Die Zelle wurde als kleinste lebende Einheit des tierischen und pflanzlichen Organismus erkannt (SCHLEIDEN 1838, SCHWANN 1839). PASTEUR wies nach, daß Bakterien als Ursache von Gärung und Fäulnis anzusehen sind, und Robert KOCH erkannte 1876 die Milzbrandstäbchen als Lebewesen und Verursacher des Milzbrandes. Er entdeckte 1882 die Tuberkelbakterien und 1883 die Choleravibrionen. Andere Entdeckungen folgten in großer Zahl, besonders in der zweiten Hälfte des 19. Jahrhunderts. Die Verbesserung der Leistung der Lichtmikroskope durch Einführung von Wasserimmersion (etwa 1850) und Ölimmersion (etwa um 1869)[1] war die Voraussetzung für die stürmische Entwicklung von Mikrobiologie, Histologie und der mikroskopischen Anatomie.

Einer der bedeutendsten deutschen Naturforscher des 19. Jahrhunderts, Christian Gottfried EHRENBERG, war Wegbereiter dieser Epoche. Als EHRENBERG am 27. 6. 1876 in Berlin starb, hinterließ er 391 Publikationen, die hauptsächlich seine mikroskopischen Untersuchungen über rezente und fossile Protozoen, seine Reisen durch Nordafrika und Westasien sowie seine Untersuchungen über die Korallentiere des Roten Meeres und über Pilzarten betreffen. EHRENBERG gilt als Begründer der Mikropaläontologie. Diese Arbeiten EHRENBERGS sind allgemein bekannt und werden in allen Nachschlagewerken angegeben (vgl. Handwörterbuch der Naturwissenschaften, Meyers Neues Lexikon[2]). Demgegenüber finden sich leider in diesen Werken keine Hinweise auf die Arbeiten EHRENBERGS über das Nervensystem. Auch in den Biographien über EHRENBERG werden seine Leistungen auf dem Gebiet der mikroskopischen Anatomie des Nervensystems nicht entsprechend gewürdigt, obwohl diese Untersuchungen ebenfalls grundlegende Beobachtungen enthalten. Arbeiten, die sich mit einer ausführlichen Würdigung dieses Teiles des Lebenswerkes EHRENBERGS befassen, sind mir nicht bekannt, und auch JAHN (1970) erwähnt keine diesbezüglichen Beiträge. Aus diesem Grunde sollen in dieser Arbeit neben einer kurzen Darstellung seines Lebenswerkes und Lebensweges die Untersuchungen EHRENBERGS über das Nervensystem im Vordergrund stehen, wobei diese Ergebnisse nicht isoliert dargestellt, sondern mit den Untersuchungen anderer Forscher gewertet werden.

2. Schulzeit und Studium

Christian Gottfried EHRENBERG wurde am 19. 4. 1795 in Delitzsch bei Leipzig als Sohn des Hospital-Vorstehers und späteren Stadtrates und Stadtrichters Johann Gottfried EHRENBERG geboren. Schon während seiner Kindheit zeigte sich, unterstützt durch seinen Vater, ein besonderes Interesse für die belebte Natur. Er sammelte in der nahen Umgebung seiner Heimatstadt Pflanzen und verschiedene Insekten, deren Präparation er frühzeitig erlernte. Es folgten 5 Jahre auf der berühmten Klosterschule in Schulpforta, wo sich EHRENBERG mit Hingabe dem Studium der alten Sprachen widmete. Er erkannte den Wert des Studiums dieser Sprachen für die Erziehung zum logischen Denken. Die in Schulpforta erworbenen Sprachkenntnisse waren ihm später von großem Nutzen bei der Verteidigung seiner botanischen Doktorarbeit in lateinischer Sprache in Berlin. Obwohl in Schulpforta der naturwissenschaftliche Unterricht nicht gepflegt wurde, hatte sich das Interesse EHRENBERGS für botanische und zoologische Beobachtungen nicht gemindert. Er nutzte jede Gelegenheit, um in der Umgebung von Schulpforta eine leidenschaftliche botanische und zoologische Sammeltätigkeit zu entfalten. Seine ausgesprochen naturwissenschaftlichen Interessen waren die Ursache, daß EHRENBERG nur widerstrebend der Forderung seines Vaters nachkam, 1815 in Leipzig das Theologie-Studium zu beginnen. Immerhin hoffte er dabei, später als Missionar die Möglichkeit zu haben, in fernen Ländern seinen naturwissenschaftlichen Neigungen beim Studium von Flora und Fauna exotischer Länder nachgehen zu dürfen. LAUE (1895) berichtet hierzu: „Sehr nett hat RANKE, der auch erst den Weg durch die theologischen Studien machte, jenes Kolleg geschildert, welches er, wie es jedem angehenden Theologen vorgeschrieben war, mit seinen ‚Pförtner Freunden besuchte', den großen dumpfigen Hörsaal, in welchem in ruhigen Stunden die Katzen der Frau Professorin ihr Wesen trieben und ihre Spuren zurückließen, und auf dem Katheder den prustenden und sprudelnden eifrigen Gottesmann, der sich daran gewöhnt hatte, daß die ihm zunächst Sitzenden unter dem Schutze eines rothen Regenschirms das Diktat zu Papier brachten.“ Solche Vorlesungen und besonders das Kolleg über Dogmatik hatten EHRENBERG das Studium der Theologie verleidet, so daß er schließlich die Zustimmung seines Vaters zum Studium der Medizin erreichte. Seine bisherigen botanischen Studien schienen ihm hierfür eine gute Grundlage.

Besonderes Interesse zeigte EHRENBERG an den naturwissenschaftlichen Grundlagen der Medizin, und so hörte er mit viel Interesse zoologische, botanische sowie anatomische und physiologische Vorlesungen. Schon in Schulpforta hatte er anatomische Studien an einem mißgebildeten Schwein getrieben und die Ergebnisse seiner Untersuchungen in selbst angefertigten Zeichnungen festgehalten (LAUE 1895). Im Herbst 1817 siedelte EHRENBERG nach Berlin über, weil er hier hoffte, während der Erfüllung des Militärdienstes sein Studium nicht ganz vernachlässigen zu müssen. Nach einer beschwerlichen Reise zu Fuß und mit dem Pferdewagen erreichte EHRENBERG schließlich am 14. 8. 1817 Berlin. „Beim Eintritt in die Stadt glaubte ich, wir seien durch nasse Wolken in den lieben Himmel geraten, so flimmerten die 1000 Laternensterne nah und fern um uns herum .... Es überzeugte mich, daß ich in Berlin sei" (LAUE 1895). Hier setzte EHRENBERG sein Medizinstudium fort, belegte klinische Vorlesungen und arbeitete an seiner Dissertation. Seinen Bericht zur medizinischen Staatsprüfung erstellte er in fließendem Latein, so daß HUFELAND ein „bene satisfeciti" erteilte. In seiner Dissertation nahm er auf der Grundlage von Studien an Pilzen gegen die damals weit verbreitete Lehre von der rezenten Urzeugung der Organismen Stellung. Seine Pilzforschungen führten zur Entdeckung von 248 im Berliner Raum bisher unbekannten Pilzarten, darunter fanden sich 62 Arten, die noch völlig unbekannt waren (LAUE 1895).

3. Beziehungen zu Alexander von HUMBOLDT — Forschungsreisen

Die Übersiedlung EHRENBERGS nach Berlin war für seine weitere Entwicklung als Wissenschaftler durch die Begegnung mit bedeutenden Gelehrten in Berlin von großer Bedeutung. EHRENBERG hatte gute freundschaftliche Beziehungen zu dem Zoologen LICHTENSTEIN, dem Anatomen RUDOLPHI und zu NEES v. ESENBECK, dem damaligen Präsidenten der Leopoldina. Von besonderer Bedeutung war jedoch die Begegnung mit Alexander von HUMBOLDT, der den 26 Jahre jüngeren EHRENBERG sehr schätzte und in seinen wissenschaftlichen Neigungen unterstützte. Später entwickelte sich jedoch eine tiefe Freundschaft zwischen beiden Männern. „Das Verhältnis des Beschützers zum Schützling wandelte sich immer mehr in eine auf Gegenseitigkeit des Spendens und Empfangens beruhende Freundschaft um" (HANSTEIN 1877). Die Briefe Alexander von HUMBOLDTS lassen erkennen, daß dieser dem wissenschaftlichen Werk EHRENBERGS eine große Hochachtung entgegenbrachte. Zugleich galt aber seine tiefe Verehrung der außergewöhnlichen Persönlichkeit EHRENBERGS: „Wenn ich von der frühesten Zeit die innigste Verehrung Ihrer Geistesbegabtheit zollte, der unbegreiflichen Ausdehnung Ihres naturhistorischen und philologischen Wissens wie Ihres Scharfblickes, so war es doch eigentlich die liebenswürdige Gemüthlichkeit Ihrer edlen Natur, die mich unaufhaltsam anzog" (A. v. HUMBOLDT zit. nach LAUE 1895).

Eine entscheidende Förderung der wissenschaftlichen Arbeiten EHRENBERGS erfolgte durch Alexander v. HUMBOLDT bereits 1820 durch die Befürwortung der ersten großen Forschungsreise nach Afrika. Die gemeinsam mit dem Botaniker HEMPRICH unternommene Reise dauerte 6 Jahre. Die außerordentlich großen physischen und psychischen Belastungen einer solchen Reise hatten 9 begleitenden Europäern den Tod gebracht, darunter auch dem Freund EHRENBERGS, HEMPRICH, der am 30. Juni 1825 an einer fieberhaften Tropenerkrankung starb. Während dieser Reise hatte EHRENBERG ein umfangreiches und wertvolles Sammlungsmaterial zusammengetragen. Nach HARNACK (1900) wurden 34 000 Tiere (über 4000 Arten) und 46 000 Pflanzen (2900 Arten) gesammelt und in 114 Kisten zum Transport nach Berlin untergebracht. Alle größeren Tiere wurden von EHRENBERG seziert und gezeichnet. Nach Rückkehr Ehrenbergs sollte durch eine Kommission der Akademie der Wissenschaften geprüft werden, ob für die von der Akademie bereitgestellten Mittel ein ausreichender Gewinn für die Wissenschaft erzielt werden konnte. Der Kommission gehörten u. a. an: Alexander von Humboldt, der Zoologe Lichtenstein sowie der Anatom Rudolphi. Alexander von Humboldt betonte in seinem Gutachten die große Bedeutung der erzielten Forschungsergebnisse und formulierte eine Lobeshymne auf Ehrenberg. Die Afrika-Reise Ehrenbergs war ohne Zweifel von großer Bedeutung für die Akademie und hatte sehr umfangreiche neue Erkenntnisse gebracht.

Als Alexander von Humboldt vom russischen Kaiser die Aufforderung zur Erforschung des Altai und Ural im Hinblick auf Mineralgewinnung erhielt, wählte er den Mineralogen Gustav Rose und Ehrenberg als Reisebegleiter. In dieser Angelegenheit schrieb Alexander v. Humboldt 1829 an Ehrenberg: „Eine der größten Freuden meines Lebens würde sein, einmal fünf bis sechs Monate mit Ihnen, an Ihrer Seite, unter Ihrer Belehrung reisen zu können ... Wäre es möglich, theurer Professor, daß Sie diese Zeit Ihre wichtigen Arbeiten unterbrechen, mit anderen wichtigen vertauschten und mich mit Ihrer Begleitung beglückten? Wir wären Deutsche drei, Sie, Gustav Rose und ich. Denken Sie darüber nach. Ich komme heute morgen zu Ihnen ..... Sie würden dabei das Terrain sondieren, da man Ihnen ja selbst schon Anerbietungen gemacht, die ich billigte. Ihr Sie tief achtender und verehrender Alexander v. Humboldt“ (Laue 1895).

4. Naturwissenschaftliche Forschungsergebnisse

Die Ergebnisse der Forschungsreisen und der konzentrierten wissenschaftlichen Arbeit in Berlin fanden ihren Niederschlag in nahezu 400 Publikationen. In zahlreichen Vorträgen vor dem Plenum der Akademie der Wissenschaften in Berlin und in der physikalisch-mathematischen Klasse hat Ehrenberg seine Entdeckungen bekanntgemacht. Die Bibliothek der Akademie der Wissenschaften der DDR besitzt 3 Bände „Akademische Abhandlungen“ von C. G. Ehrenberg, die sämtliche von Ehrenberg in der Akademie gehaltenen Vorträge enthalten. Diese Vorträge umfassen 2317 Druckseiten zuzüglich zahlreiche Tafeln mit von Ehrenberg selbst gezeichneten hervorragenden Abbildungen.

Ehrenberg hat sein Leben ganz der Arbeit mit dem Mikroskop gewidmet. Durch seine umfassenden Untersuchungen förderte er ganz entscheidend die Kenntnisse über rezente und fossile Protozoen und wurde zum Begründer der Mikropaläontologie. Sein großes Werk „Die Infusorienthierchen als vollkommene Organismen“ veröffentlichte er 1838. Die dem Werk beigegebenen 64 Kupfertafeln enthalten prachtvolle, vom Verfasser angefertigte Zeichnungen, die erkennen lassen, mit welcher erstaunlichen Gründlichkeit die mikroskopischen Untersuchungen durchgeführt wurden. Er beschrieb 553 Arten, 133 Gattungen und 22 Familien. Zahlreiche Tier- und Pflanzenarten tragen heute seinen Namen. Ehrenberg hatte über 4000 rezente und fossile Mikroorganismen entdeckt und beschrieben.[3] Die erste Klasse der Rhizopoda, die Amoebina, wird nach Ehrenberg benannt.

Man hat Ehrenberg den Vorwurf gemacht, daß er lediglich eine Anhäufung systematischer Einzelheiten betreibe, wobei er verallgemeinernde Gesichtspunkte vernachlässige. Demgegenüber muß festgestellt werden, daß Ehrenberg aus der Fülle der erforschten Einzeltatsachen stets verallgemeinernde Prinzipien erkannte. Seine Stellungnahme gegen die damals weit verbreitete Lehre von der rezenten Urzeugung leitete er von seinen mikroskopischen Untersuchungen ab! Er erkannte allgemeine Gesetzmäßigkeiten im Aufbau einfacher Organismen. Bereits 1820 wies er nach, daß Pilze nicht im Rahmen der rezenten „Generatio primitiva" entstehen, sondern „keimende Samen" aufweisen.

Durch Fütterung von Infusorien mit Farbstoffen (Tusche, Karmin) gelang ihm die Darstellung der inneren Strukturen. Er fand, daß Protozoen nicht aus „strukturlosem Schleim" bestehen, sondern Organisationsprinzipien erkennen lassen, die bei allen Tieren nachweisbar sind (Ehrenberg 1830). Verschiedene verallgemeinernde Darstellungen Ehrenbergs über die Existenz von Sinnesorganen, Gefäßsystem und Magen-Darmkanal bei Protozoen und Rotatoria sind nur für letzere zutreffend. Bei den Rotatoria, die wir heute zu den Neumathelminthes (Schlauchwürmer) rechnen, beschrieb Ehrenberg ein „Schlundganglion" mit verschiedenen „Nervenschlingen", die zum Auge führen. Ferner erkannte er bei diesen Tieren Gefäßsystem und Geschlechtssystem. Es ist nicht zutreffend, daß Ehrenberg die Rädertiere als Protozoen aufgefaßt hat, da er selbst die Unterschiede hervorhebt: „Ich habe bisher nicht von den Räderthierchen gesprochen, weil diese eine eigene natürliche Thierklasse zu bilden scheinen" (Ehrenberg 1830). Keineswegs erschöpften sich Ehrenbergs Untersuchungen in der Beschreibung struktureller Merkmale der „Infusorien". Er erkannte u. a., daß das Meeresleuchten von lebenden „Infusorien" verursacht wird und fand „Infusorien" (Euglenen und Monaden) als Verursacher des sog. „roten Schnees", des „Blutregens" und der „blutenden Hostien".

Mit zahlreichen weiteren Arbeiten über fossile Einzeller wurde Ehrenberg zum Begründer der Mikropaläontologie. Er fand eine Übereinstimmung zwischen den Kieselschalen lebender Kieselalgen und fossilen Formen. Er untersuchte Bodenformen aus vielen Ländern und fand, daß mitunter $^2/_3$ der Substanz aus hartschaligen „Thierchen" besteht. Die diesbezüglichen Ergebnisse sind in seinem großen Werk „Mikrogeologie" veröffentlicht, das 1854 mit 41 Tafeln und 4000 von Ehrenberg gezeichneten Figuren erschien. Die von Ehrenberg erkannte Formbeständigkeit der Kieselalgen, die er durch den Vergleich rezenter und fossiler Formen erkannte, veranlaßte ihn zu seiner sehr konservativen Auffassung hinsichtlich der Darwinschen Lehre. Die mikropaläontologischen Untersuchungen ließen Ehrenberg keine Wandelbarkeit dieser Lebensformen erkennen. Auch die von Darwin aufgestellte These des sog. „Kampfes ums Dasein" wollte Ehrenberg nicht auf den Menschen übertragen wissen. Richtig erkannte er, daß sich die beim Tier bestehenden Gesetzmäßigkeiten nicht uneingeschränkt auf den Menschen übertragen lassen, da die besondere Qualität menschlicher Hirnfunktion im Zusammenhang mit seinen Leistungen als gesellschaftliches Wesen nicht unberücksichtigt bleiben dürfen. „Der Kampf ums Dasein ist oft nur ein eingebildeter, und in Anwendung auf den Menschen erscheint der Ausdruck der Würde des, durch seine Geisteskräfte mit wachsender Ausbildung dem Kampfe sich zu entziehen bestimmten, verständigen Menschen nicht angemessen“ (Ehrenberg, zit. nach Hanstein 1877, S. 123).

5. Berufungen — Beziehungen zur Medizin

Bereits mit seiner Dissertation (Sylvae Mycologicae Berolinensis. Diss. inaug. anno 1818 Berolini) hatte Ehrenberg zahlreiche neue Entdeckungen gemacht und bisher unbekannte Pilzarten beschrieben. Einige Arten konnte er schon vor seiner Dissertation ohne Zweifel „als große Auszeichnung für den jungen Forscher“ in einer botanischen Zeitschrift veröffentlichen (Laue 1895). Bereits im November 1818 wurde er mit 23 Jahren Mitglied der Kaiserlichen Leopoldino-Carolinischen Deutschen Akademie der Naturforscher, deren Präsident damals Nees von Esenbeck war. In der Sitzung der physikalischen Klasse der Königlich Preußischen Akademie der Wissenschaften zu Berlin wurde Ehrenberg im Alter von 31 Jahren am 27. Februar zum Korrespondierenden Mitglied vorgeschlagen und am 27. März 1826 bestätigt. Ein Jahr später wurde Ehrenberg am 31. Mai 1827 auf Vorschlag der physikalischen Klasse mit 20 gegen eine Stimme zum ordentlichen Mitglied der Akademie gewählt.[4]

Im gleichen Jahr, in dem die Wahl zum ordentlichen Mitglied der Akademie erfolgte, wurde Ehrenberg mit 32 Jahren am 24. 3. 1827 zum außerordentlichen Professor der medizinischen Fakultät der Berliner Universität ernannt. Der damalige Dekan der Medizinischen Fakultät, der Berliner Anatom Rudolphi, sandte ein diesbezügliches Rundschreiben[5] an die Fakultätsmitglieder, in dem u. a. mitgeteilt wird: „Er ist unter uns aufgewachsen, hat hier 1818 die medizinische Doktorwürde erlangt, und mit großem Beyfall disputiert, auch mit eben demselben Lobe die Staatsprüfungen bestanden. Seine späteren Leistungen sind uns sämtlich bekannt, und er ist jetzt mit der Herausgabe seiner Reisebeschreibungen und naturhistorischen Entdeckungen beschäftigt. Wie es unserer Fakultät nur zur Ehre gereichen kann, ihn zu den unsrigen zu zählen, so glaube ich nicht, daß wir neue Leistungen von ihm fordern dürfen, welches ich jedoch, wie sich versteht, der Bestimmung der verehrten Mitglieder überlasse. gez. Rudolphi, Dekan, Berlin 6. 4. 1827“. Zu diesem Schreiben, welches die große Wertschätzung für Ehrenberg erkennen läßt, findet sich eine handschriftliche Stellungnahme von Hufeland: „Keine Ausnahme machen“, während Link nur eine Antrittsvorlesung vorschlägt und die weiteren „formalen Akte“ erlassen möchte.

Mit 44 Jahren wurde Ehrenberg am 19. 10. 1839 zum ordentlichen Professor an der Medizinischen Fakultät ernannt. Er war kein mitreißender Leherer. Seine

Lehrtätigkeit sah er wahrscheinlich eher als Behinderung seiner Arbeit am Mikroskop an. „Mich hat man verkehrter Weise zum Ordinarius gemacht, was mir nur meine Zeit noch mehr beschränkt ....“ (HANSTEIN 1877). Andererseits meint HANSTEIN, daß es EHRENBERGS Anliegen war „was ihm am Herzen lag, dann auch in die Herzen anderer zu verpflanzen“. Seine Lehrtätigkeit begann er 1827/28 mit einer Vorlesung über „Einleitung in das physiologische und anatomische Studium der wirbellosen Thiere“. Ferner las er eine Vorlesung über Geschichte der Medizin. Im Sommerhalbjahr 1833 und im Winterhalbjahr 1834/35 las EHRENBERG 5 mal wöchentlich „Vergleichende Physiologie des Menschen“[6] Nach der Berufung von Johannes MÜLLER im Jahre 1833 hat dieser zunächst im Winterhalbjahr 1834/35 nur anatomische Vorlesungen angekündigt. Seit 1835 las dann Johannes MÜLLER regelmäßig eine Vorlesung über „Spezielle Physiologie des Menschen“, während EHRENBERG seine Vorlesung über „Vergleichende Physiologie des Menschen“ einstellte und ab Sommerhalbjahr regelmäßig Sonnabend 12—13[30] eine Vorlesung zu seinem speziellen Forschungsgebiet hielt: „Die feinere vergleichende Physiologie der Infusorien, der Entozoen und der schwierig zu beobachtenden Formen anderer ausgewählter Thierklassen“. Vielleicht steht die Aufgabe der Vorlesung über „Vergleichende Physiologie des Menschen“ durch EHRENBERG mit der Berufung von Johannes MÜLLER auf den Lehrstuhl für Physiologie an der medizinischen Fakultät der Universität Berlin im Zusammenhang, zumal EHRENBERG damit gerechnet hatte, diese Berufung zu erhalten (HANSTEIN 1877).

Die Berufung von Johannes MÜLLER hatte EHRENBERG bedauerlicherweise bei der Auswertung seines Sammlungsmaterials Schwierigkeiten gebracht. Nach JAHN (1972) hatte sich Johannes MÜLLER als Direktor im anatomisch-zootomischen Museum die „alleinige wissenschaftliche Bearbeitung des Sammlungsmaterials vorbehalten“. JAHN (1972) erwähnt ferner, daß der Zoologe LICHTENSTEIN am Zoologischen Museum „EHRENBERGS Sammlungsmaterial noch vor der Auswertung in den Dublettenverkauf“ einbezog! Auch HARNACK (1900) berichtet von Spannungen zwischen EHRENBERG und Johannes MÜLLER. Als Alexander v. HUMBOLDT und Johannes MÜLLER DU BOIS-REYMOND der Akademie zur Wahl vorschlugen, soll EHRENBERG entgegnet haben: „Die Akademie hat schon einen Anatomen und einen Physiologen, das ist genug.“ „Sind Sie Physiologe?“ soll Johannes MÜLLER geantwortet haben, „ich bin es jedenfalls nicht“ (HARNACK 1900). Johannes MÜLLER, der sich damit zur Anatomie als Basis seines Wirkens bekennt, hat jedoch EHRENBERG über Alexander v. HUMBOLDT seine „vollkommenste Anerkennung“ versichert (HANSTEIN 1877).

Aus der Neigung EHRENBERGS, den Berliner Lehrstuhl für Physiologie zu übernehmen, kann doch sein Interesse am Unterricht an der Medizinischen Fakultät abgeleitet werden. Vielfach wird EHRENBERG auf Grund seiner naturwissenschaftlichen Forschungen als Professor der Zoologie bezeichnet. Wenn er auch das Medizinstudium nicht abschloß, um später als Arzt tätig zu sein, sondern durch dieses Studium eine gute naturwissenschaftliche Ausbildung zu erhalten, so ist sein Interesse für medizinische Probleme immer erhalten geblieben. So überließ ihm der damalige Direktor der Charité, Dr. NAUMANN, gern besonders interessante Kranke. HANSTEIN (1877) hebt seinen oft „bewunderten Scharfblick“ bei der „Diagnose am Krankenbette“ hervor. Auch LAUE (1895) berichtet, daß sich EHRENBERG trotz seiner ausgesprochen naturwissenschaftlichen Interessen gelegentlich auch mehr als Dr. medicinae fühlte, „z. B. als es galt, den alten Lehrer HUFELAND zu dessen 70. Geburtstag“ mit einer beachtlichen Arbeit auf anatomisch-physiologischem Gebiet zu beglückwünschen.

Auch im Rahmen seiner Protozoen-Forschung hat EHRENBERG die Beziehung zur Medizin gesehen. Er warnte vor verunreinigten Brunnen in Seuchenzeiten und nahm zu Cholera- und Pestepedimien Stellung. „Es ward untersucht, was sich etwa durch die Luft mittelst organischer Theilchen oder ganzer Organismen mittheilen könnte“ (HANSTEIN 1877). LAUE (1895) zitiert in diesem Zusammenhang den Hygieniker HERING (1891), der sich zu EHRENBERGS Arbeiten anerkennend geäußert hat: „Arbeiten, die bis heute einen gewissen Werth behalten haben, beginnen mit den im Jahre 1847 angestellten Untersuchungen EHRENBERGS“. LAUE fügt hinzu, daß dies eine beachtliche Einschätzung sei; denn EHRENBERG habe zuerst gezeigt, „was alles, Todtes und Lebendiges, in der ‚frischen' Luft schwebt und sich auf Möbel, Gardinen und Betten niedersenkt, wie viel mikroskopischen Pferdemist wir Großstädter täglich in unsere Lungen pumpen und wie schnell lebende Keime, durch die überall hindringende Luft auf günstigen Nährboden geführt, sich in's Ungeheure vermehren könne. Woher diese Grundvorstellungen stammen, hat man leider im Allgemeinen allzu sehr vergessen“. EHRENBERG, der sich auch mit der Cholera befaßte, entdeckte zwar die Erreger dieser Seuchen nicht und nahm gegen die Auffassung Stellung, wonach die Ansteckung durch kleine unsichtbare Insekten erfolge (EHRENBERG 1831), doch wies er andererseits nach, daß sich grundsätzlich Mikroorganismen durch die Luft ausbreiten. Auf die Bedeutung mikroskopischer Untersuchungen zur Aufklärung von Seuchen, wies er mehrfach hin, so daß er als einer der Wegbereiter der Hygiene angesehen werden kann.

EHRENBERG war zwar in erster Linie Naturforscher, aber sein abgeschlossenes Medizinstudium und seine Professur an der Medizinischen Fakultät der Universität Berlin hat seine enge Beziehung zur Medizin immer wach gehalten. Als Alexander v. HUMBOLDT für seine Reise zum Ural und Altai den befreundeten EHRENBERG wählte, „dachte er ihn sich auch als Arzt der Expedition“ (LAUE 1895). Für seine Wertschätzung im Kreise der Mitglieder der Medizinischen Fakultät spricht ferner die Tatsache, daß er von 1848 bis 1864 5 mal zum Dekan der Medizinischen Fakultät gewählt wurde. 1855/56 war er Rektor der Friedrich-Wilhelm-Universität Berlin. Seine engen Beziehungen zur Medizin finden schließlich ihren Ausdruck in seiner Ernennung zum Geheimen Medizinalrath am 15. 10. 1860 und ferner in seinem ausgesprochenen Interesse für die Erforschung der „spieciellen Organe der Seelenthätigkeit“ bei Mensch und Tieren, worüber im folgenden berichtet wird.

6. Ergebnisse zur Histologie und mikroskopischen Anatomie des Nervensytems, im Vergleich zu den Befunden seiner Vorgänger und Zeitgenossen

Die zur Verallgemeinerung bestrebte breitbasige Naturforschung Ehrenbergs schloß auch seine Neigung ein, das „geheimnisvollste aller Organe mehr zu enträthseln“. Ihm war auch auf Grund seiner Kenntnisse auf dem Gebiet der Geschichte der Naturwissenschaften und Medizin bekannt, daß das „Organ der Seelenthätigkeit“ zwar schon vielfach Gegenstand intensiver Forschung gewesen war, doch kannte er auch in den Veröffentlichungen über das Nervensystem die Widersprüche und Lücken. Sein Anliegen war es, „auf einer festen Basis die organischen Prozesse der Seelenthätigkeit ordnend und vergleichend zu betrachten“. Die physiologischen Untersuchungen an verschiedenen Sinnesorganen der Tiere, die Entdeckung des zur Reizaufnahme befähigten sog. Augenfleckes (Stigma, lichtempfindliches Organell) bei verschiedenen Flagellaten, ließen Ehrenberg im Tierreich übereinstimmende Organisationsprinzipien erkennen.

6.1. Mikroskop und mikroskopische Technik

Mit dem Ziel, allgemeine Gesetzmäßigkeiten der belebten Welt aufzudecken, war Ehrenberg bestrebt, eine Vertiefung und Ergänzung auf „analytischem Wege“ mit Hilfe des Mikroskopes zu erreichen. Dieses Vorhaben war in damaliger Zeit eine ausgesprochene Pionierleistung, wobei zu beachten ist, daß mikroskopische Untersuchungen in keinem guten Ansehen standen. Dafür spricht die Äußerung von Treviranus (1816), der seine Arbeit über „die organischen Elemente des thierischen Körpers“ mit folgenden Worten einleitet: „Mikroskopische Beobachtungen über die Grundtheile des thierischen Körpers stehen bey manchen Naturforschern in so übeln Ruf, daß ich mir kaum viele Leser dieses Aufsatzes versprechen darf“. Auch Ehrenberg (1834a) betont, daß man „das Mikroskop, das so wichtige Verstärkungsmittel der menschlichen Sehkraft, oft beschuldigen und verdächtigen hört. ...“. In seinen Veröffentlichungen hebt er die große Bedeutung der mikroskopischen Arbeit hervor und meint, daß das Mikroskop das wichtigste Hilfsmittel sei, die „Erscheinungen des organischen Lebens zu immer näherer Erkenntniß zu bringen“.

Für Ehrenberg war das Mikroskop nicht nur ein Gerät, welches er zu seiner Arbeit benötigte, sondern es wurde selbst zum Gegenstand wissenschaftlicher Betrachtungen. Er interessierte sich lebhaft für den Mikroskopbau und die Weiterentwicklung der Mikroskopie und kannte die Vorzüge und Nachteile der verschiedenen Mikroskoptypen seiner Zeit in allen Einzelheiten. Das Mikroskop, dem seine Liebe galt, wurde zum ständigen Begleiter in seinem Leben einschließlich der Forschungsreisen. Für seine Beobachtungen über die Schimmelpilze benutzte er noch ein hölzernes Mikroskop (Ehrenberg 1832). Als Reisemikroskop verwendete er ein Gerät des berühmten französischen Optikers Charles CHEVALIER. Seit 1832 stand ihm ein zusammengesetztes Mikroskop von Pistor und Schieck zur Verfügung, dessen Vorzüge er an mehreren Stellen betont. Nach DIETRICH (1961) ist EHRENBERGS Mikroskop, das sich im Museum für Naturkunde befand, bei Kriegsende bedauerlicherweise verlorengegangen.

Das Gemälde von Radtke zeigt EHRENBERG mit diesem Mikroskop (Abb. 1). Mit diesem Gerät hat EHRENBERG auch die noch zu erörternden mikroskopischen Untersuchungen am Nervensystem angestellt, da ihm ein Gerät von Oberhäuser erst seit 1851 zur Verfügung stand. Nach LAUE (1895) hat EHRENBERG 44 Jahre das Gerät von Pistor und Schieck für alle seine Untersuchungen benutzt und das Mikroskop von Oberhäuser erst seit 1851 zusätzlich gewissermaßen als „Prüfungsmittel des Aufgefundenen" eingesetzt. Er betont in seiner Arbeit (EHRENBERG 1834a), daß das Mikroskop von Pistor und Schieck zwar nicht die damals verfügbare stärkste Vergrößerung besitzt, doch reiche eine 350—360fache Vergrößerung aus, die auch TREVIRANUS (1816) mit viel Erfolg benutzt habe.

Stärkere Vergrößerungen, die ihm mit dem Gerät von Oberhäuser seit 1851 zur Verfügung standen, benutzte er nicht zur Herstellung seiner Zeichnungen, weil die Bildhelligkeit geringer war als bei dem von ihm verwendeten Mikroskop von Pistor und Schieck. Um 1835 bestanden die Modelle dieser Firma aus einem Dreifuß mit Säule und einer kippbaren Dreikant-Stange. Diese Stange trägt einen beweglichen Spiegel, einen durch eine Schraube in der Höhe verstellbaren Objekttisch mit Lochblendenscheibe und einen durch Zahnstange und Triebschraube bewegten Mikroskoptubus. Die Feineinstellung wurde durch Heben oder Senken des Objekttisches durch eine an der Dreikantstange befestigte Schraube erreicht (Abb. 2). Abgesehen von der im Vergleich zu späteren Mikroskoptypen geringen Vergrößerung wies dieses Gerät manche Nachteile auf: Wenig stabiles Stativ, Feineinstellung durch Heben und Senken des Objekttisches, Lochblende- Umständlicher Objektivwechsel, fehlende Wasser- bzw. Öl-Immersionen. Die Entdeckungen EHRENBERGS auf dem Gebiet der Protozoen-Forschung und der Histologie des Nervensystems sind deshalb um so mehr zu bewundern.

Bei der Herstellung der Präparate zur mikroskopischen Untersuchung des Nervensystems legte EHRENBERG auf frisches Material besonderen Wert. Teile des Nervensystems wurden von frisch getöteten Tieren entnommen. Vom Menschen untersuchte er Abschnitte des peripheren und zentralen Nervensystems, die er bei Frostwetter entnahm. Zur Herstellung von unfixierten Hirnschnitten benutzte er ein zweischneidiges breites Messer, mit dem er „feinste Blättchen" von ganz frischen Gehirnen herstellte. Von diesen abgeschnittenen, auf ein Glastäfelchen gebrachten „Blättchen" untersuchte EHRENBERG den „feinsten Rand des dünnsten Hirnblättchens", nachdem er das Objekt mit einem Glas- oder Glimmerblättchen bedeckt hatte. Er untersuchte die Wirkung eines sanften Druckes auf das mit einem Glasblättchen bedeckte Gewebe, das mit oder ohne Wasser eingedeckt wurde. Um bei Anwendung eines geringen Druckes keine Verschiebung der Glastäfelchen zu verursachen, benutze er einen auf seine Veranlassung hergestellten

Apparat der Firma Pistor und Schieck. Dieser Apparat wurde seit 1833 den Mikroskopen dieser Firma beigefügt.

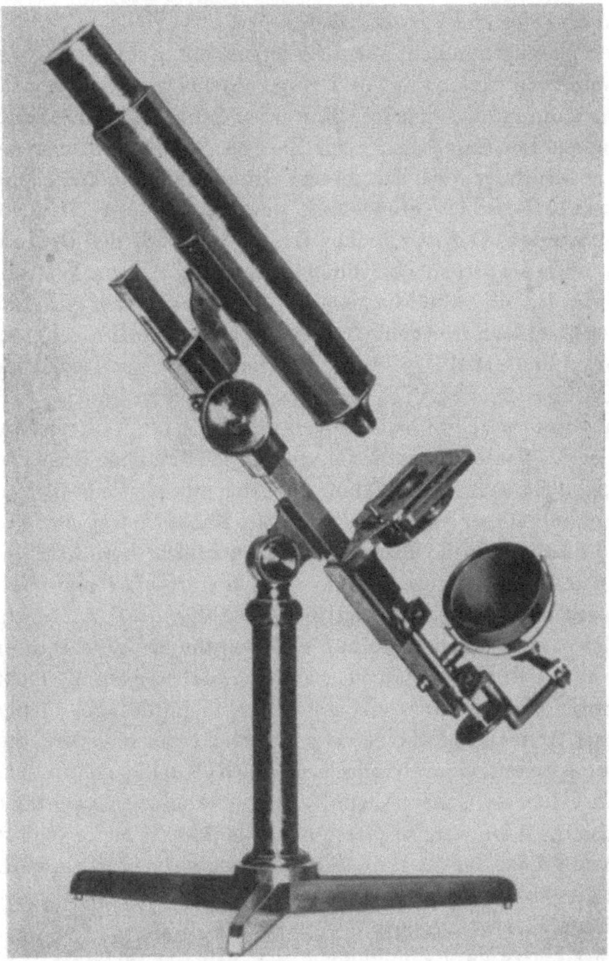

Abb. 2 Zusammengesetztes Mikroskop von Pistor und Schieck, Berlin, etwa 1835, mit dem Ehrenberg den größten Teil seiner Untersuchungen durchführte. Sammlung H. Büchi, Bern. Bildseite „De historia microscopii tabulae XVIII" von Wild Heerbrugg/ Schweiz.

6.2. Nervenfaser

Ehrenberg hat in einer vergleichenden Beobachtung mikroskopischer Befunde richtigerweise große Vorteile gesehen und untersuchte deshalb zentrales und peripheres Nervensystem vom Menschen, von 12 Säugetieren (Hund, Pferd, Reh,

Kalb, Schaf, Schwein, Hase, Kaninchen, Meerschweinchen, Eichhörnchen, Maulwurf, Fledermaus), von 7 Vogelarten (Huhn, Gans, Taube, Krähe, Rohrdommel, Gabelweihe und Star), 4 Amphibienarten, 11 Fischarten, 3 Krebsarten, 2 Schnekkenarten sowie vom Nashornkäfer und vom Blutegel.

Die Untersuchung des oben genannten Materials ergab auf dem Gebiet der Histologie und mikroskopischen Anatomie des Nervensystems wesentliche neue Befunde, deren Wert nur dann richtig eingeschätzt werden kann, wenn der Stand der Erkenntnisse auf diesem Forschungsgebiet zur Zeit der Veröffentlichung der Arbeit von EHRENBERG berücksichtigt wird. Aus diesem Grunde soll eine kurze Darstellung der Befunde anderer Forscher vorangestellt werden, deren Arbeiten vor EHRENBERG veröffentlicht wurden. Darüber hinaus ist ein Vergleich der Befunde EHRENBERGS mit einigen zeitgenössischen Forschungsergebnissen für die Wertung EHRENBERGS unumgänglich. Da die Abbildungen und Beschreibungen einzelner Forscher zum Teil sehr unterschiedlich gedeutet wurden, besteht durch die Reproduktion einiger Abbildungen und die z. T. wörtliche Wiedergabe einiger Textstellen die Möglichkeit, sich selbst über den Wert der Aussagen ein Urteil zu bilden.

Als Entdecker der Nervenfasern wurde bisher FONTANA (1781, 1787) angesehen, doch hat VAN DER LOOS (1967) darauf hingewiesen, daß diese Ehre dem auch von EHRENBERG hoch geschätzten holländischen Pionier der Mikroskopie Antonie VAN LEEUWENHOEK (1718) zukommt. Dieser Sachverhalt geht aus einem Beitrag von VAN LEEUWENHOEK hervor, der bisher in historischen Darstellungen nicht berücksichtigt wurde: „ I have often, with great pleasure, observed the texture oft the Nerves, which are composed of very minute vessels of an incredible thinness, and which, running along by the sides of each other, constitute a Nerve; the cavity of each of these small vessels is about two-thirds its diameter; and in order to examine them I directed the spinal marrow of three cows and one sheep to be brought to my house, that I might extract from thence the Nerves. ... And I not only saw the size or circumference of these vessels, (some hundreds of which go to the composition of a nerve no larger than a hair of a man's beard), but some of their cavities I could as plainly distinguish, as if we were to pierce many holes in a paper with a small needle, and hold them up against the sun". (VAN LEEUWENHOEK 1718 zit. nach VAN DER LOOS 1967). Mit diesem Text wird hier die erste Beschreibung individueller Nervenfasern (= „minute vessels") gegeben.

VAN DER LOOS (1967) hat hierzu zwei Abbildungen von VAN LEEUWENHOEK veröffentlicht, die Nervenfasern im Längs- und Querschnitt darstellen. Während die Nervenfasern im Längsschnitt keine weitere Detaillierung erkennen lassen, ist die Zeichnung von einem Nervenquerschnitt besonders aufschlußreich. In Übereinstimmung mit VAN DER LOOS (1967) kann angenommen werden, daß VAN LEEUWENHOEK in dieser Abbildung markhaltige Nervenfasern dargestellt hat. Die von VAN LEEUWENHOEK beschriebenen „cavities" sind als Axone der markhaltigen Nervenfasern gut erkennbar. Die Ergebnisse von VAN LEEUWENHOEK (1718) sind in historischen Darstellungen bisher kaum berücksichtigt worden. EHRENBERG (1834 a) weist allerdings darauf hin, daß VAN LEEUWENHOEK bei der Untersuchung der Nerven erfolgreich gewesen sei. Er erwähnt auch die im Schrifttum kaum bekannten Abbildungen von VAN LEEUWENHOEK von einem Querschnitt durch einen Nerven und betont, daß VAN LEEUWENHOEK ein verdienstvoller Beobachter sei, „weil die Elemente seiner Beobachtung mit sehr unvollkommenen Instrumenten noch jetzt mannigfach geltend sind, so unvollständig sie auch waren“. Wenn man bedenkt, daß VAN LEEUWENHOEK weder eine medizinische, noch eine biologische offizielle Ausbildung gehabt hat, sind seine Leistungen auch auf diesem Gebiet außergewöhnlich. Erstaunlich ist, daß es ihm gelang, mit den selbst gebauten einfachen Mikroskopen, für die er auch die Linsen selbst schliff, zahlreiche fundamentale Entdeckungen zu machen, die die Royal Society in London veranlaßte, VAN LEEUWENHOEK 1680 zum Mitglied zu wählen.

Demgegenüber haben DELLA TORRE (1776) und PROCHASCA (1779) keine Nervenfasern gesehen. Es werden Kügelchen beschrieben, die in einer durchsichtigen klebrigen Flüssigkeit schwimmen sollen und in Reihen geordnet Fasern bilden. Nach EHRENBERG (1833) haben diese Untersuchungen sehr geschadet, weil diese Ergebnisse zu naturphilosophischen Spekulationen mehrfach Anlaß gaben.

Auch sind die Ergebnisse von MONRO (1787) ohne Wert, obwohl er bereits mit einem zusammengesetzten Mikroskop arbeitete. Er beschrieb die „letzten Fasern dem Anschein nach schlangenförmig oder zusammengerollt.“ Diese Fasern fand MONRO in der weißen Substanz des Gehirnes, in den Nerven ebenso wie in Knochen, Muskeln und Haaren! Nach MONRO sollte demnach das Nervensystem und andere Organe aus diesen „schlangenförmigen und zusammengerollten Fasern“ bestehen (Abb. 3). MONRO ist später selbst zu dem Ergebnis gelangt, daß er einer durch das Mikroskop verursachten Täuschung erlegen ist. Demgegenüber betonte EHRENBERG mit Recht: „An irriger Deutung des Geschehen trägt, ... immer der Beobachter, nicht das Mikroskop, die offenbare Schuld, ...“.

Während VAN LEEUWENHOEK (1718) sehr wahrscheinlich zuerst Nervenfasern gesehen hat, so stammt die erste ganz eindeutige Beschreibung von Nervenfasern

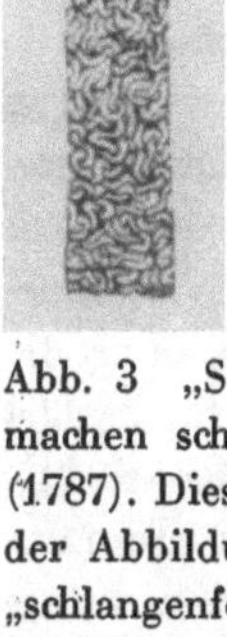

Abb. 3 „Schlangenförmige oder gekrümmte Fasern, welche diejenigen Fasern auszumachen scheinen, aus denen das hier gebildete Nervengeflecht besteht“. Aus MONRO (1787). Diese Abbildung wurde der Arbeit von STIEDA (1899) entnommen, der einen Teil der Abbildung MONRO's über das Geflecht des N. cochlearis wiedergegeben hat. Diese „schlangenförmigen oder gekrümmten Fasern“ hat MONRO später selbst als eine „durch das Mikroskop hervorgebrachte Täuschung“ bezeichnet.

von dem Physiker und Direktor des Naturalien-Kabinetts in Florenz, Felix FONTANA: „Der Nerv wird durch eine große Anzahl durchsichtiger, homogener gleichförmiger, sehr einfacher Cylinder gebildet; diese Cylinder scheinen von einer sehr feinen einförmigen Haut gebildet zu sein, die, soweit das Auge darüber urteilen kann, mit einer durchsichtigen, gallertartigen, in Wasser unauflöslichen Substanz angefüllt ist. Ein jeder dieser Cylinder bekommt eine Hülle in Gestalt einer äußeren Scheide, welche aus einer unzähligen Menge geschlängelter Fäden zusammengesetzt ist. Eine sehr große Anzahl durchsichtiger Cylinder machen zusammen einen sehr kleinen, kaum sichtbaren Nerv aus, der dem äußeren Anschein nach einen weißen Streifen bildet; und viele dieser Nerven bilden zusammen die größeren Nerven, die man in den Tieren wahrnimmt". (zit. nach STIEDA 1899).

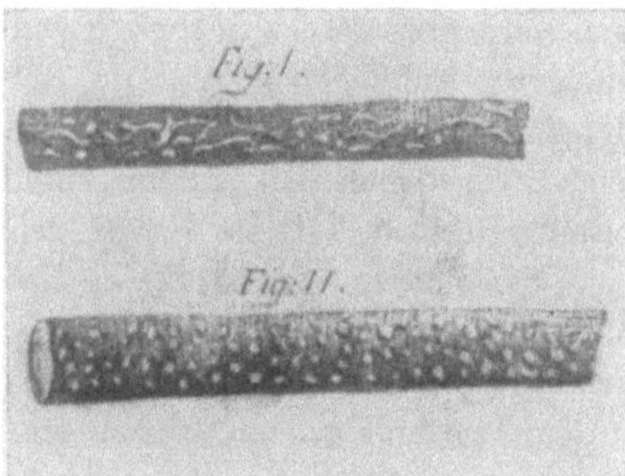

Abb. 4 Fig. I: „... ursprünglicher Nervencylinder ..., welcher hin und wieder auf seiner Fläche einige Stücke von geschlängelten Fäden, und einige runde Körperchen in dem Innern des Cylinders zu haben scheint". Aus FONTANA 1787 Tafel IV.
Fig. II Ein anderer „Cylinder ..., welcher mit sehr kleinen runden Körperchen angefüllt zu seyn schien, ..." aus FONTANA 1787.

FONTANA hat einzelne Nervenfasern abgebildet, doch lassen die Fasern keine inneren Strukturen erkennen. Die sog. „runden Körperchen" scheinen in der Abbildung FONTANAS nicht im Innern der Faser, sondern auf deren Oberfläche Abb. 4, Fig. I, II) lokalisiert zu sein. Daß FONTANA wirklich einzelne Nervenfasern gesehen hat, ergibt sich auch aus seiner Abbildung über die Regeneration eines durchtrennten Nerven (FONTANA 1787, Tafel 4, Fig. V und VI). ARNEMANN (1787), der durch seine für die Versuchstiere äußerst qualvollen Untersuchungen über die Regeneration der Nerven, keinerlei neue Erkenntnisse erzielen konnte und über die Struktur der Nerven nur unwichtige und bedeutungslose Aussagen macht, erklärt die Ergebnisse von FONTANA als „optische Täuschung"! (vgl. STIEDA 1899, S. 11). SÖMMERING (1791) erwähnt in seiner Monographie die Ergebnisse von FONTANA nicht und STIEDA nimmt an, daß er die Bedeutung dieser Entdeckungen nicht erfaßt habe.

Einen ganz entscheidenden Fortschritt in der Erkenntnis des Feinbaues der Nervenfaser brachten die Untersuchungen von TREVIRANUS (1816). Er untersuchte wie Ehrenberg bei Vergrößerungen um 350fach. Die Nerven seien aus einer großen Anzahl durchsichtiger, gleichartiger, sehr einfacher Cylinder zusammengesetzt. Nach TREVIRANUS sollen „in oder an den Wänden der letzten Nervenröhren geschlängelte Canäle herablaufen". Diese Auffassung deckte sich mit den Angaben von FONTANA, wonach die Nervenfasern eine doppelte Haut besitzen sollen. Die äußere Haut soll nach FONTANA aus feinen, geschlängelt verlaufenden Zylindern zusammengesetzt sein, die anastomosieren und so ein Netz bilden. Die von TREVIRANUS beschriebenen geschlängelt verlaufenden Canäle sollen jedoch nicht untereinander in Verbindung stehen. Diese Canäle seien auch nicht so zahlreich, daß die Haut der Nervenröhre aus diesen Canälen bestehen könnte. Wie Abb. 5 (Fig. 75) zeigt, dürfte es sich bei den angeblichen Canälen um die doppelte Konturierung markhaltiger Nervenfasern handeln. TREVIRANUS untersuchte frisches Material unter Anfeuchtung von Wasser, so daß bei der benutzten Mikroskopoptik die doppelte Konturierung der Nervenfasern erkennbar sein kann. TREVIRANUS (1816) kann demnach als der erste Autor gelten, der unfixierte Nervenfasern im Durchlicht mit der durch die Markscheide bedingten doppelten Kontur richtig gezeichnet hat, wenn auch seine Deutung hinsichtlich der „geschlängelten Canäle" falsch ist. Ein Vergleich der Abb. 5 (Fig. 75) von TREVIRANUS (1816) mit den Abbildungen von MONRO (1787) und FONTANA (1781, 1787) zeigt sehr eindrucksvoll, daß die Abbildung von TREVIRANUS dem Bild einer unfixierten Nervenfaser wesentlich

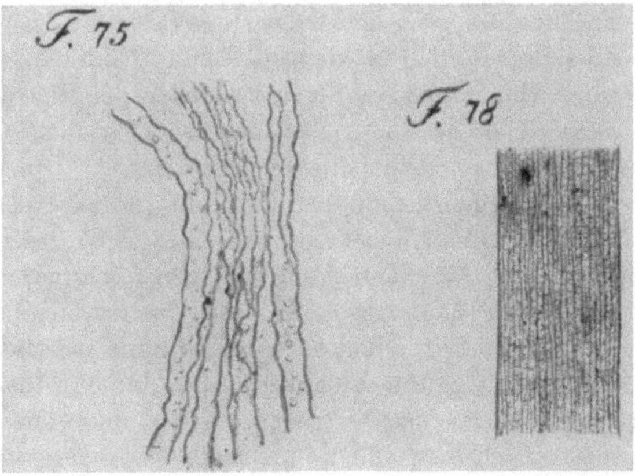

Abb. 5 Fig. 75: „Nervenröhren aus dem Hüftnerven eines Frosches". Aus TREVIRANUS G. R. 1816.
Fig. 78: „Ein Stück eines Rückenmarksnerven der Honigbiene". Aus TREVIRANUS G. R. 1816. Die von TREVIRANUS bei Nervenfasern beschriebenen geschlängelten Kanäle sind als doppelte Konturen der Markscheide aufzufassen. TREVIRANUS hat demnach als Erster unfixierte Nervenfasern im Durchlicht dargestellt.

näherkommt. Durch die Befunde von TTREVIRANUS wurden die Ergebnisse von FONTANA nicht nur bestätigt, sondern hinsichtlich der zeichnerischen Darstellung entschieden verbessert.

Die Bedeutung der Ergebnisse von FONTANA (1781, 1787) und TREVIRANUS (1816) wurde in damaliger Zeit ohne Zweifel unterschätzt. Vielleicht ist damit zu erklären, daß RUDOLPHI (1821) in seinem Grundriß der Physiologie diese Ergebnisse ebenfalls nicht erwähnt. Nach RUDOLPHI zeigt sich bei mikroskopischen Untersuchungen „die Nervensubstanz aus kleinen unregelmäßigen Körperchen bestehend, die man gewöhnlich als Kügelchen bezeichnet". Unter „Nervensubstanz" sind Nervenfasern („fibrae nervae") zu verstehen. Leider werden dieser Schilderung keine Abbildungen beigegeben. Da TREVIRANUS (1816) in seiner Arbeit nur e i n e Abbildung über Nervenfasern eines Wirbeltieres veröffentlicht hatte, stand eine umfassende Untersuchung von peripheren und zentralen Nervenfasern auch unter vergleichenden Gesichtspunkten noch aus.

Die Ergebnisse einer solchen umfangreichen vergleichenden Untersuchung hat EHRENBERG am 29. 4. 1833 zur Sitzung der physik.-mathem. Klasse der Königl. Preuß. Akademie der Wissenschaften vorgetragen. Im Protokoll ist vermerkt[7]: „Herr Ehrenberg berichtet über mikroskopische Beobachtungen des Gehirns". Von den zur Klasse gehörenden 24 Mitgliedern waren nur 7 Mitglieder anwesend. Vor dem Plenum der Akademie berichtete EHRENBERG am 24. 10. 1833. Das Plenum der Akademie bestand damals aus der Physikalisch-Mathematischen Klasse (23 Mitglieder) und der philosophisch-historischen Klasse (21 Mitglieder). Zum Vortrag EHRENBERGS waren von den insgesamt 44 Mitgliedern der Akademie 16 Mitglieder anwesend. Im Protokoll[8] ist vermerkt: „Herr Ehrenberg: Beobachtungen über eine bisher unbekannte auffallende Struktur des speciellen Organs der Seele bei Menschen und Thieren als 4. Beitrag der Organisation im kleinsten Raum." Einen Auszug dieser Untersuchungen veröffentlichte EHRENBERG in den Annalen der Physik und Chemie Band 28 (1833a), während die gesamte Arbeit in den Abhandlungen der Königl. Akademie der Wissenschaften aus dem Jahre 1834 erschien.

Wahrscheinlich hat EHRENBERG seine Untersuchungen bereits einige Jahre vor der Publikation durchgeführt. Seine kritische Einstellung gegenüber den eigenen Befunden hat ihn offensichtlich vor der Veröffentlichung zu einer mehrfachen Überprüfung der Ergebnisse veranlaßt. „Meine physiologischen Untersuchungen mit dem Mikroskop haben mich, wie natürlich, schon längst auch immer zur Betrachtung der organischen Verhältnisse des Menschen getrieben, und nur der Wunsch, nicht durch voreilige Mittheilungen das Vertrauen auf die mikroskopische Hülfe zu schmälern, hat mich abgehalten, andere als vielseitig festgestellte Resultate der Oeffentlichkeit zu übergeben, ... Die Beschränktheit des gewonnenen Resultates möge der Wunsch entschuldigen, lieber einen Baustein zum festen Grunde mühsam darzureichen, als im philosophisch-poetischen Rausche ein prahlendes grundloses Gebäude aufzuführen."

Von den Beobachtungen am Nervensystem des Menschen und verschiedenen Tieren hat EHRENBERG 42 Blätter mit 238 Einzeldarstellungen gezeichnet. Wie er selbst betont (Ehrenberg 1834a, S. 679) ist davon lediglich eine „Auswahl auf den beiliegenden Kupfertafeln gestochen worden."

Nach Lülfing und Unger (1968, 1971) befindet sich der Nachlaß Ehrenberg im Archiv der Akademie der Wissenschaften der DDR, im Museum für Naturkunde, Bereich Zoologisches Museum und Bereich Paläontisches Museum, Berlin, sowie im Heimatmuseum der Stadt Delitzsch Bez. Leipzig. Leider ist es mir bisher nicht gelungen, die noch unveröffentlichten Zeichnungen Ehrenbergs über die mikroskopische Anatomie des Nervensystems im Nachlaß von Ehrenberg aufzufinden.

Ehrenberg hat nicht nur Verdienste hinsichtlich der Entdeckung der Nervenzellen, sondern auch seine Befunde über die Nervenfasern verdienen Beachtung. Während Fontana (1781, 1787) nur die Oberfläche der Nervenfasern in den Abbildungen darstellt, und Treviranus (1816) lediglich e i n e Abbildung von Nervenfasern im Durchlicht veröffentlicht, hat Ehrenberg zahlreiche gute zeichnerische Darstellungen von Nervenfasern des Menschen und verschiedener Tiere publiziert (Abb. 6 und 7). Er unterscheidet „cylindrische Nervenröhren" (Abb. 6, Fig. 4, Abb. 7, Fig. 1g) von sog. varikösen oder „gegliederten Nervenröhren" (Abb. 6, Fig. 1—3).

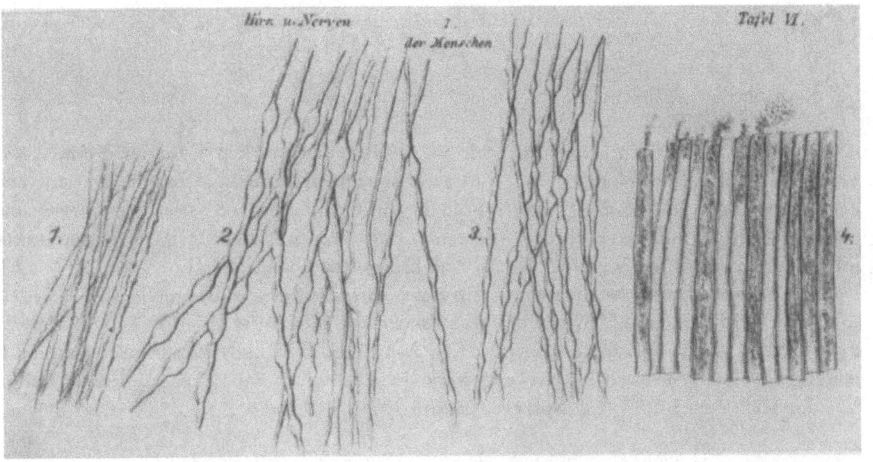

Abb. 6 „Gegliederte Hirnröhren" vom Menschen. Substantia alba (1), Hörnerv (2), Sehnerv (3), „Cylindrische Nervenröhren von N. facialis". Mensch (4). Aus Ehrenberg 1833 a.

Die peripheren Nerven bestehen nach Ehrenberg aus „cylindrischen, parallel nebeneinander laufenden, normal nie anastomosierenden, etwa 1/120 Linie (im Mittel) dicken Röhren, den Elementar-Nervenröhren oder den eigentlichen Nervenröhren, die bündelweis vereinigt wieder größere Bündel bilden, welche man Nervenstränge nennt." Die Untersuchung frischer unfixierter Nervenfasern veranlaßte Ehrenberg zu der Feststellung, daß der Inhalt der sog. „Nervenröhren" eine

„markige, gleichsam coagulierte, aus kleinen rundlichen, jedoch wenig regelmäßigen Partikeln bestehende, zuweilen netzförmige oder streifig zertheilte Masse" darstellt. EHRENBERG betont in diesem Zusammenhang, daß sich diese Masse durch leichten Druck aus den Röhren sichtlich hervortreiben läßt." (Abb. 6, Fig. 4; Abb. 7, Fig. 1g)).

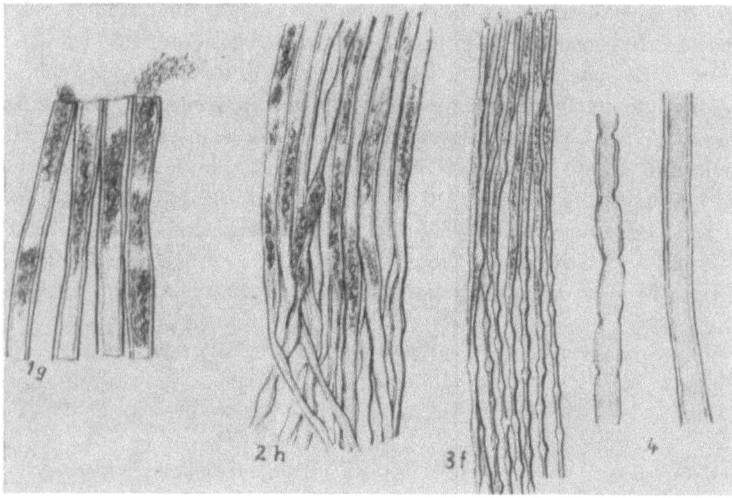

Abb. 7 Fig. 1 g: N. intercostalis, „mit markführenden starken Cylinderröhren". Aus EHRENBERG 1834, Tafel II Fig. 2 h: „Nervus oculorum motorius, bei seinem Austritt aus der Gerhirnbasis, da wo die Gliederröhren in die Cylinderröhren (oder die Nervensaftröhren in die Nervenmarkröhren) übergehen, wo also die Bildung des Nervenmarkes im Inneren der Röhren beginnt." Hund. Aus EHRENBERG 1834 Tafel II
Fig. 3 f: „Gesichtsnerv, an seinem Ursprunge, mit deutlichem Übergang der Gliederröhren in Cylinderröhren". Maulwurf. Aus EHRENBERG 1834 Tafel II
Fig. 4: Markhaltige Nervenfaser, gezeichnet fast 100 Jahre nach EHRENBERGS Veröffentlichung aus: BIELSCHOWSKY, M. Nervengewebe, in: Handbuch der mikroskopischen Anatomie des Menschen Bd. IV/1 J. Springer, Berlin 1928.

In dem zweiten von EHRENBERG beschriebenen Fasertyp, den sog. „gegliederten Nerven- oder Hirnröhren" beschreibt er an Stelle der „zähen Feuchtigkeit" (= „Nervenmark") der sog. cylindrischen Nervenröhren den sog. Nervensaft („Liquor nerveus"). Dieser sei „überall ganz wasserhell, so daß man sie[9] für Dunst- oder Wasserführend halten könnte." Hinsichtlich der Bewegung des Inhalts der „gegliederten Nervenröhre" äußert sich EHRENBERG (1834a): „Eine sichtbare Bewegung desselben ist nicht sicher beobachtet, ein langsames Fortrücken aber wahrscheinlich." Die „gegliederten Hirnröhren" beobachtete EHRENBERG im Gehirn (Abb. 6, Fig. 1), im Hörnerv (Abb. 6, Fig. 2), im Sehnerv (Abb. 6, Fig. 3) und im Riechnerv. Er verglich die „gegliederten Hirnröhren" mit „Perlenschnüren, deren

Perlen sich nicht berühren, sondern durch einen Faden (enger Zwischenraum) getrennt sind, oder sie gleichen blasigen Röhren".

Wenn auch die sog. „gegliederten Hirnröhren" als Artefakte aufzufassen sind, so war doch EHRENBERG der erste Forscher, der den Übergang von Nervenfasern des peripheren Nervensystems in die Substanz des zentralen Nervensystems beschrieben und abgebildet hat (Abb. 7, Fig. 2h und 3f). „Ich habe nun die cylindrischen Röhren der Bewegungsnerven mit großer Sorgfalt bis in die Hirnsubstanz einzeln verfolgt und mich überzeugt, daß sie unmittelbare Fortsetzungen der varikösen (gegliederten) Hirnröhren sind, welche bei ihrem Austritt aus dem Rückenmark die variköse Form allmählich verlieren, indem die Verbindungstheile der kugelförmigen oder eiförmigen Glieder dicker werden und das Ganze endlich einen immer mehr gleichförmigen Cylinder bildet." Diese Beobachtung wird unmittelbar nach Veröffentlichung der Arbeit EHRENBERGS von VALENTIN (1836) bestätigt. Auch nach VALENTIN „setzen sich die Primitivfasern der Nerven in die varikösen Fäden des Gehirnes und des Rückenmarkes unmittelbar fort." VALENTIN (1836) bestätigt ferner die Beobachtung EHRENBERGS, daß sich der Inhalt der Nervenfasern bei Anwendung eines bestimmten Druckes hin- und herschieben läßt. Von dieser Beobachtung ausgehend hat EHRENBERG (1834a) mehrfach zur Frage des Baues markhaltiger Nervenfasern Stellung genommen: „Über das Hohlsein dieser Fasern habe ich mich auf mehrfache Weise streng überzeugt. Erstlich lassen sich an jeder Röhre vier parallele Linien scharf erkennen, deren zwei die äußerste Grenzlinie bilden, deren Innere aber die Grenzen der inneren Höhle bezeichnen . . ." EHRENBERG hat demnach die Begrenzung der Markscheide einer myelinhaltigen Nervenfaser richtig erkannt und ferner im Innern einen Raum beschrieben, der das „Nervenmark" (= Axon) enthält. Er betont auch, daß man das Nervenmark völlig herausdrücken kann, so daß die „Röhren ganz leer" erscheinen. Über diese Frage ist es damals zu einem Meinungsstreit zwischen EHRENBERG (1834 b) und KRAUSE (1834) gekommen, der „die cylindrischen Hirntheilchen des Menschen als solide (keine Höhle einschließende) Fäden oder Fibrillen" beschreibt. Diese Fäden sollen nach KRAUSE „aus zahlreichen, von einer zähen durchsichtigen Substanz umgebenen und zusammengeklebten Körnchen oder Kügelchen bestehen." (Abb. 8).

Auch PURKINJE (1838) ist der Meinung, daß die „hohlen Kanäle" nur vorgetäuscht seien. Er beschreibt eine „eiweißartige Substanz innerhalb des Markes der Nervencylinder", da beim Zerreißen die Faser als „wasserhelles Band" erscheint. Damit ist klar ersichtlich, daß die Auffassung von PURKINJE (1838) grundsätzlich nicht von der Darstellung von EHRENBERG (1833 a) abweicht. Beide Forscher beschreiben im Innern der markhaltigen Nervenfaser eine Substanz, die sich von der umgebenden Schicht unterscheidet. Im Gegensatz dazu hat KRAUSE diesen Aufbau der Nervenfaser offensichtlich nicht erkannt, da er die Nervenfaser als solide Fäden beschreibt, die aus Körnchen und Kügelchen bestehen: „Die Nervenkügelchen werden von der zähen, durchsichtigen Substanz zusammengeklebt und zu Fibrillen vereinigt . . .".

Die Auffasung von EHRENBERG (im Innern der Faser befindet sich „Nervenmark

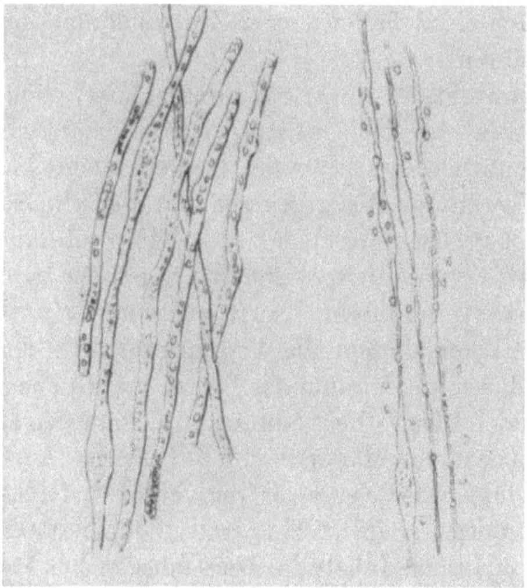

Abb. 8 Nervenfasern nach KRAUSE (1834). Die Nervenfasern werden als „Fäden oder Fibrillen" aufgefaßt, „die aus zahlreichen, von einer zähen durchsichtigen Substanz umgebenen und zusammengeklebten Körnchen oder Kügelchen bestehen". Ein Vergleich dieser Abbildung mit Abb. 6 und 7 zeigt die Leistungen EHRENBERGS bei der Erforschung der Nervenfaser.

bzw. Nervensaft") wurde etwa zehn Jahre später von ARNOLD (1845) im Handbuch der Anatomie des Menschen dargelegt: „Der centrale Theil des Primitivbandes, gewöhnlich Marksubstanz oder Nervenmark genannt, ist im frischen Zustand eine zäh-weiche und feste, keineswegs flüssige Substanz, ...", ein Bezirk der Nervenfaser, der nach unserer heutigen Terminologie als Axon bezeichnet wird (Abb. 20, Fig. 4).

EHRENBERG hat demnach auch auf dem Gebiete der Erforschung des mikroskopischen Baues der Nervenfaser beachtliche Verdienste. Vergleicht man die Zeichnungen von frischen markhaltigen Nervenfasern, die etwa 100 Jahre später mit wesentlich verbesserten Lichtmikroskopen hergestellt wurden (Abb. 7, Fig. 4), mit der Zeichnung EHRENBERGS aus dem Jahre 1834 (Abb. 7 Fig. 1 g), so erkennt man, daß EHRENBERG mit dem ihm zur Verfügung stehenden leistungsschwächeren Mikroskop bereits die entscheidenden im Frischpräparat erkennbaren Strukturmerkmale erkannt hat. Er hat nicht nur den Aufbau der markhaltigen Nervenfaser mit dem innen gelegenen „Nervenmark" (= Axon) richtig erkannt, sondern auch die doppelte Kontur der Myelinscheide beschrieben und richtig abgebildet. Er hat ferner als erster den Übergang von Nervenfasern des peripheren Nervensystems in die Substanz von Gehirn und Rückenmark beschrieben und dargestellt und sich erstmals über eine Bewegung („langsames Fortrücken") des „Nervensaftes" geäußert. Die ersten Vermutungen über einen axonalen Transport („axonal flow", WEISS 1948) stammen demnach von EHRENBERG, der somit auch auf diesem heute besonders aktuellen Forschungsgebiet erste Gedanken geäußert hat.

6.3. Nervenzelle

6.3.1. Vorläufer EHRENBERGS

Während die Nervenfasern sehr wahrscheinlich bereits von VAN LEEUWENHOEK gesehen und abgebildet und durch FONTANA (1781) überzeugend beschrieben und dargestellt wurden, finden sich in dieser Zeit keine Angaben über Strukturen, die als Nervenzelle gedeutet werden könnten (SÖMMERING 1791). Die graue Substanz des Zentralnervensystems soll aus Gefäßen bestehen, wobei HILDEBRANDT (1803) noch zusätzlich eine „weiche, breiartige Masse", ohne Angaben von weiteren Strukturelementen beschreibt. Nach MECKEL (1815) bestehen die Formelemente des Nervensystems aus „Kügelchen und einer halbflüssigen Substanz." Da diese „Kügelchen" sowohl in der Marksubstanz des Gehirns als auch in den peripheren Nerven beschrieben werden, kann es sich nicht um Nervenzellen handeln. Das Nervengewebe wurde in der damaligen Zeit recht oberflächlich behandelt. MAYER (1819) unterscheidet 7 Gewebe und erwähnt an letzter Stelle das Nervengewebe. Die Beschreibung hierzu beginnt mit folgender Formulierung: „Das Nervengewebe betreffend wollen wir nichts weiter darüber erwähnen. Es ist ein Fasergewebe... Die Ganglien, welche im Verlauf der Nervenstränge sich bilden, sind Nervenfaser-Verwicklungen und haben mit Gefäßverwicklungen oder Drüsen gleiche Bedeutung." Auch RUDOLPHI (1821) und HEUSINGER (1822) erwähnen keine Strukturen, die als Nervenzellen gedeutet werden könnten. „Das Nerven-Gewebe (tela nervosa) besteht aus Sammlungen von sehr weichen, weißen, mit Bildungsgewebe umhüllten Fasern, die aus aneinander liegenden rundlichen Körperchen bestehen" (HEUSINGER 1822).

Noch vor der Veröffentlichung der für die Entdeckung der Nervenzelle grundlegenden Arbeit von EHRENBERG hat DUTROCHET (1824) über anatomische und physiologische Untersuchungen zur „structure intime" von Tieren und Pflanzen veröffentlicht. Er untersuchte das Gehirn von *Helix pomatia* und *Limax rufus* und beschrieb sog. „Cellules globuleuses", deren Oberfläche eine große Zahl von „Corpuscules globuleux" erkennen läßt (Abb. 9, Fig. 20). Die Nerven von *Helix pomatia* sollen außen eine „tunique celluleuse" aufweisen, die aus „cellules agglomérées" besteht. Auch die Wand dieser Zellen weist zahlreiche „corpuscules globuleux" auf (Abb. 9, Fig. 21a). „Cette organisation est, quant à la forme, tout-à-fait semblable à celle que nous venons d'observer dans le cerveau". Diese angebliche Übereinstimmung in der feingeweblichen Organisation von Gehirn und peripheren Nerven spricht dagegen, daß dieser Autor im Gehirn Nervenzellen gesehen und abgebildet hat. Der Nerv im Zentrum (Abb. 9, Fig. 21 b) enthält eine große Zahl von „Corpuscules nerveux", die sich auch an der Oberfläche der Nervenfasern befinden

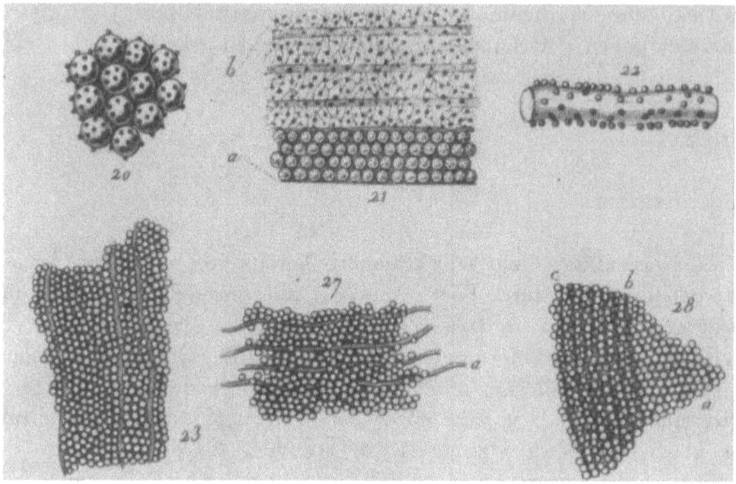

Abb. 9 Fig. 20: „Cellules globuleuses" im Gehirn von *Limax rufus* und *Helix pomatia.* Auf der Zellwand werden die sog. „Corpuscules globuleux" dargestellt.
Fig. 21: Darstellung eines Nerven von *Helix pomatia.* a: Zelluläure Haut, bestehend aus „cellules agglomérées .... globuleuses ... ; les parois de ces cellules contiennent des corpuscules ..." „Cette organisation est, quant à la forme, tout-à-fait semblable à celle que nous venons d'observer dans le cerveau (fig. 20)" b: „Au centre du canal que forme cette enveloppe celluleuse est le nerf proprement dit, ..."
Fig. 22: Nervenfaser vom Frosch mit „corpuscules globuleux."
Fig. 23: Das „tissu intime du cerveau de la grenouille" besteht aus „fibres diaphanes" und „corpuscules nerveux."
Fig. 27: Herzmuskelgewebe vom Frosch bestehend aus Fasern und „corpuscules musculaires."
Fig. 28: Herzmuskelgewebe von *Limax rufus.* Aus Dutrochet (1824). Die Figuren 23, 27 und 28 zeigen, daß Dutrochet im Gehirn und Herzmuskel die gleichen Strukturen gesehen hat!

sollen (Abb. 9, Fig. 22). Nach Dutrochet (1824) wird das Gehirn des Frosches von einer Anhäufung von „Corpuscules nerveux" gebildet, die der Struktur der Nerven ähnlich seien (Abb. 9, Fig. 23). Diese kugelförmigen Strukturen beschreibt Dutrochet auch in anderen Organen. So besteht nach Dutrochet (1824) der Herzmuskel des Frosches aus „corpuscules musculaires" (Abb. 9, Fig. 27). Auch die Herzmuskulatur von *Limax rufus* zeigt die gleichen Bauelemente (Abb. 9, Fig. 28).

Wenn der mikroskopische Aufbau vom Gehirn (Fig. 23) und vom Herzmuskel (Fig. 27 und 28) völlig identisch abgebildet wird, wenn die „cellules globuleuses" (Fig. 20) im Gehirn der Schnecke so abgebildet werden wie entsprechende Strukturen im peripheren Nerven (Fig. 21a), dann wird deutlich, daß Dutrochet (1824) weder Nervenzellen abgebildet noch gesehen hat. Für die Richtigkeit dieser Auffassung spricht schließlich die Tatsache, daß Dutrochet nicht zögert, die „corpuscules globuleux“, welche er bei Pflanzen beschreibt, auch als „corpuscules nerveux“ zu betrachten: „Fondé sur les observations qui viennent d'être exposées, je n'hésiterai donc point à considérer les corpuscules globuleux de nature concrescible qui sont situés dans les parois des cellules des végétaux, comme des corpuscules nerveux; je les désignerai dorénavant sous ce nom, que l'on devra considérer comme une expression abrégée qui signifie une cellule globuleuse microscopique, remplie de substance nerveuse.“

Aus dem hier gegebenen Extrakt der Arbeit von Dutrochet (1824) und aus den zeichnerischen Darstellungen (Abb. 9) dieser Arbeit kann demnach nicht abgeleitet werden, daß Dutrochet Nervenzellen gesehen und abgebildet hat. (Vgl. van der Loos, 1967).

Im Handbuch der Anatomie des Menschen von Weber (1830, Lit.!) wird ein guter Überblick über den Stand der mikroskopischen Hirnforschung dieser Zeit gegeben. Aus dieser Darstellung ergibt sich, daß jene Forscher, welche damals im Nervensystem sog. „Kügelchen“ beschrieben, keine Nervenzellen gesehen haben. Diese Autoren beschrieben „Kügelchen“ als Bestandteile von Nervenfasern, die nach der damals verbreiteten Auffassung aus „Kügelchen“ zusammengesetzt sein sollten. Solche „Kügelchen“ werden in peripheren Nerven ebenso beschrieben wie in der Substanz von Gehirn und Rückenmark.

6.3.2. Entdeckung der Nervenzelle durch Ehrenberg

Die erste überzeugende Darstellung und Beschreibung von Nervenzellen verschiedener Tiere stammt von Ehrenberg (1833 a und b, 1834 a), dessen Befunde im folgenden dargestellt werden sollen.

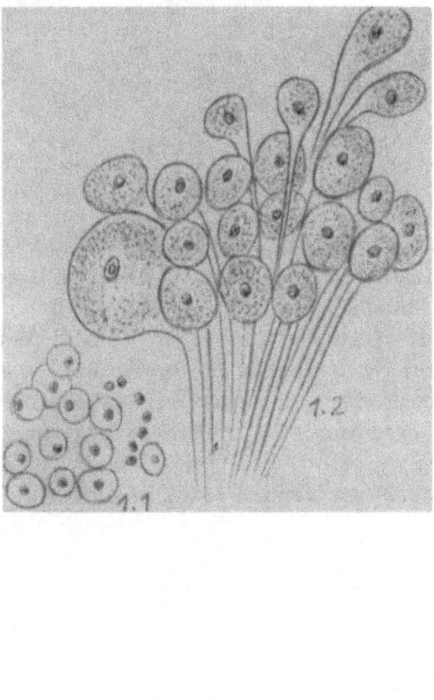

Abb. 10 „Sonderbare Structur des unteren Hirnknotens“ von *Arion empiricorum* (Fig. 1.2) „Blutkügelchen“ (Fig. 1.1) Aus Ehrenberg 1834 a Tafeln VI

Ehrenberg (1833 a und b, 1834 a) hat Nervenzellen von Avertebraten und Vertebraten beschrieben und abgebildet. So zeigt Abb. 10 (Fig. 1, 2) die für Avertebraten typischen keulenförmigen Zellkörper aus dem unteren „Hirnknoten“ von der Wegschnecke (*Arion empiricorum*). Zellkern und teilweise auch Kernkörperchen sind deutlich dargestellt. Ehrenberg (1834 a) hat Nervenzellen eindeutig von Blutzellen (Abb. 10, Fig. 1.1) unterschieden und diesen Sachverhalt auch in der unterschiedlichen Struktur und Größe zum Ausdruck gebracht. Die Arbeit Ehrenbergs fiel noch in die Zeit vor der Veröffentlichung der zusammenfassenden Arbeiten zur Zellenlehre von Schwann und Schleiden. Es ist deshalb verständlich, daß Ehrenberg den Begriff „Nervenzelle“ noch nicht benutzt, sondern andere Formulierun-

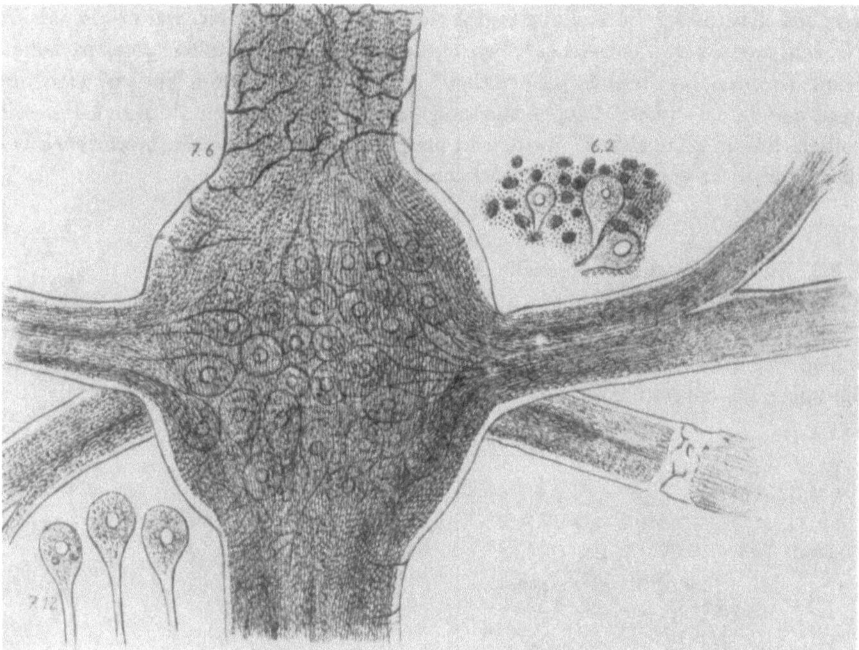

Abb. 11 Fig. 6.2: „Hirnsubstanz“ des Nashornkäfers; enthält „sehr feine Gliederröhren, große, den Blutkörpern ähnliche Körper und überdieß keulenartige, innerlich trüb erfüllte Organe, ... die einen hellen Fleck in der Mitte haben, ...“
Fig. 7.6: Ganglion von *Hirudo medicinalis* mit „allen Nervenzweigen“ einschließlich einer „feinfasrigen, sehnigen, festen Hülle.“ Ehrenberg beschreibt „im Innern des Ganglions große keulenförmige, in der Mitte helle, sonst trübe .... Körper, wie sie an anderen Hirnstellen schon häufig von mir angezeigt worden sind, ...“ Ferner erwähnt Ehrenberg noch „einzelne kleinere Kugeln“.
Fig. 7.12: „Keulen aus dem Innern des Ganglions ...“ Aus Ehrenberg 1834 a Tafeln VI

gen („keulenartige Organe"; „sonderbare Structur"; „keulenförmige Körper"; Körner", „Drüsenartige Kugeln") verwendet.

Die Abbildungen Ehrenbergs sind jedoch so überzeugend und gestatten mit Sicherheit die Feststellung, daß Ehrenberg Nervenzellen gesehen hat. Erstaunlich ist, daß ihm die eindeutige Darstellung selbst bei Insekten gelang, deren neurohistologische Untersuchung bekanntlich nicht einfach ist. Im Gehirn des Nashornkäfers fand er „keulenartige Organe", bei denen auch der Zellkern deutlich sichtbar ist (Abb. 11, Fig. 6.2). Ferner gelang ihm die Darstellung von Nervenzellen in einem Ganglion von *Hirudo medicinalis* ganz eindeutig, wobei auch die von den „keulenförmigen Körpern" abgehenden dicken Zellfortsätze gut erkennbar sind (Abb. 11, Fig. 7.6). Die Fig. 7.12 zeigt einzelne „Keulen" mit dem hell dargestellten Zellkern („heller Fleck").

Mit Recht weist Scharf (1960) darauf hin, daß sich die „keulenförmigen Körper" in den Zeichnungen Ehrenbergs kaum besser mikrophotographisch darstellen lassen.

Diese „keulenförmige Körper" hat Ehrenberg (1833 a) nicht nur bei Avertebraten sondern auch bei Wirbeltieren beschrieben: „In den Ganglien der Rückenmarks-Nerven sahe ich bei Vögeln aber nur Röhren-Nerven und sehr große, fast kugelförmige ..., die eigentliche Anschwellung bildende, unregelmäßige Körper, die mehr einer Drüsensubstanz ähnlich sind ...". Von diesen „Nervenknoten", die Ehrenberg mit „kleinen Gehirnen" vergleicht, hat er leider keine Abbildung veröffentlicht. Diese Zeichnungen könnten sich jedoch in dem bisher nicht aufgefundenen Teil seines Nachlasses befinden. „Drüsenartige Kugeln" fand Ehrenberg schließlich auch im Ganglion coeliacum vom Meerschweinchen (Abb. 12). Im Gegensatz zu den anderen Abbildungen ist die zeichnerische Darstellung dieser „Kugeln" jedoch von sehr geringem Informationsgehalt.

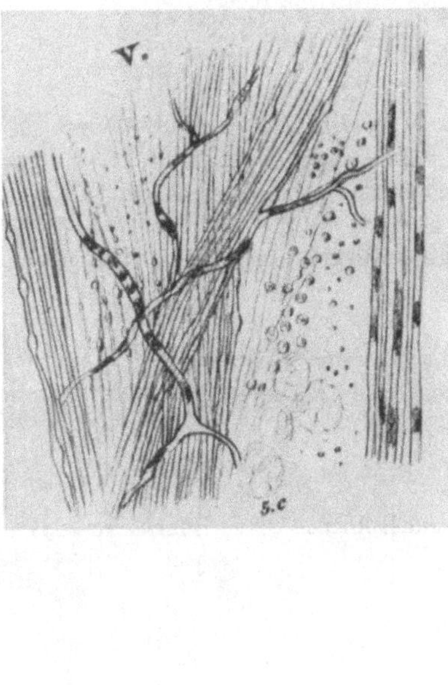

Abb. 12 „Theil des Ganglion coeliacum" vom Meerschweinchen. „Überdies fanden sich darin noch größere drüsenartige Kugeln." Aus Ehrenberg 1834 a Tafel II, 5 c

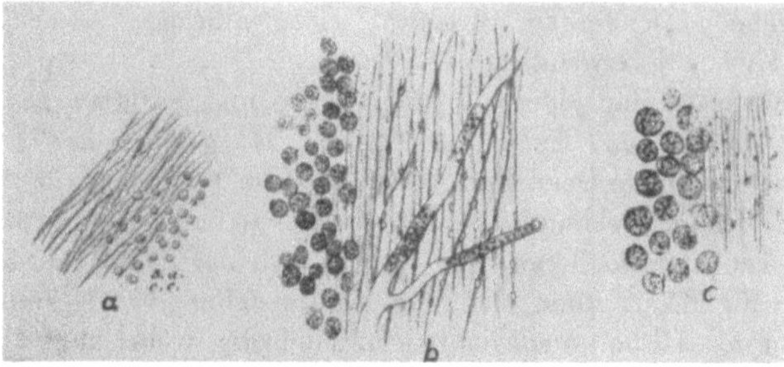

Abb. 13 Hirnrinde verschiedener Wirbeltiere. „Rindensubstanz des Gehirns.“ Rohrdommel (a), *Rana esculenta* (b) *Triton cristatus* (c). Aus Ehrenberg 1834 a

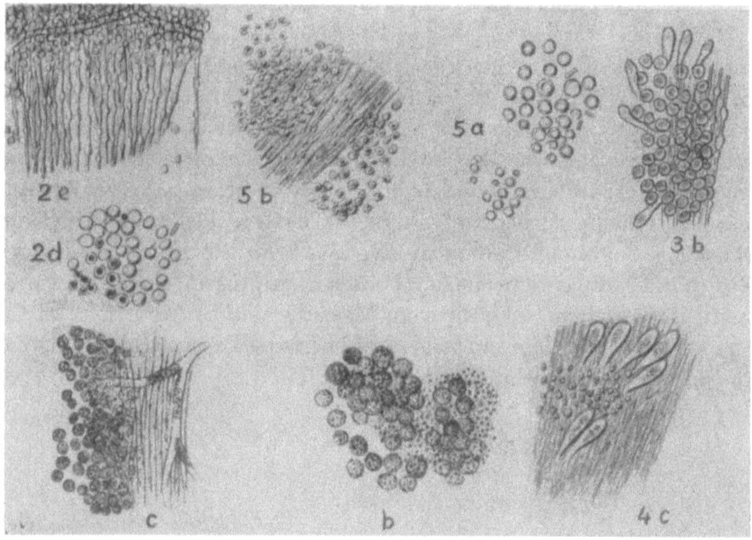

Abb. 14 Fig. 2 e: Retina und „Blutkügelchen“ von verschiedenen Wirbeltieren. „Ein Teil der Netzhaut, durch Druck ausgebreitet“ (vom Hund). Oben sind „Körner der Netzhaut noch in ihrer natürlichen Lage und ein Blutgefäß geht durch sie hin.“ Darunter sind die „Gliederröhren des Sehnerven bloß gelegt.“

Fig. 2 d: „Blutkügelchen mit ihren Kernen, auch äußerlich eins vom Rande gesehen, stabförmig.“

Fig. 5 a: „Blutkügelchen“

Fig. 5 b: Retina vom Meerschweinchen mit „Gliederröhren und Körnern.“

Fig. 3 b: Retina von der Gans mit „Gliederröhren“ und „Markkernen“ sowie „ziemlich große keulenförmige Körper .... “

Fig. c: Retina von *Rana esculenta*

Fig. b: Retina von *Triton cristatus*

Fig. 4 c: Retina vom Schleimfisch mit „Körnern und Kölbchen“. Aus Ehrenberg 1834 a

In der Rindensubstanz des Gehirns verschiedener Wirbeltiere beschreibt Ehrenberg (1833 a) „größere Kügelchen" bzw. „größere Körner". Die laminäre Anordnung dieser Strukturen ist in Abb. 13 erkennbar. Die cytoplasmaarmen Zellen des Endhirnes der Amphibien stellt Ehrenberg richtig dar (Abb. 13 b, c). Neben den Nerven- bzw. Gliazellen finden sich deutlich variköse Nervenfasern. Daß Ehrenberg in der Hirnrinde Nervenzellen gesehen hat, geht auch aus dem Hinweis hervor, wonach die beobachteten „Körner" auch in der Netzhaut vorkommen. „Ich habe schon erwähnt, daß in der Cortical-Substanz des Gehirns noch neben dem Gefäßnetz und der feinen Hirnsubstanz der Oberfläche zunächst eine unregelmäßige Schicht freier, farbloser, größerer Kügelchen von mir bemerkt wird, die vielleicht van Leuwenhoek unterschied, welche aber von den neueren Beobachtern übergangen wird. Ganz gleichartige größere Körner sind längst bekannt als Bestandtheile der Retina ..." (Ehrenberg 1833 a).

Es besteht demnach kein Zweifel, daß Ehrenberg (1834 a) die Nervenzellschichten der Retina gesehen hat. Beim Hund beschreibt er die „Körner der Netzhaut" mit einer Nervenfaserschicht (Abb. 14, Fig. 2 e). Die von den Nervenzellen abweichende Struktur der weißen und roten Blutkörperchen, z. T. auch in Seitenansicht, wird ebenfalls dargestellt (Abb. 14, Fig. 2 d). Die Gegenüberstellung von Retina und „Blutkügelchen" wird ferner vom Meerschweinchen wiedergegeben (Abb. 14, Fig. 5 a und b). Auch hier sind Erythrocyten in Seitenansicht deutlich erkennbar (Fig. 5a), während solche Figuren bei der Darstellung der Retina fehlen (Fig. 5 b). Damit ist sicher, daß Ehrenberg Nervenzellen und Blutzellen klar unterschieden hat. In der Retina der Gans beobachtet er „große keulenförmige Körper" (Abb. 14, Fig. 3 b), die er auch beim Schleimfisch fand (Abb. 14, Fig. 4 c). Die Abbildungen von der Körnerschicht der Retina von Amphibien (Abb. 14, Fig. b, c) zeigt die Ähnlichkeit mit den Strukturen der Hirnrinde dieser Tiere (Abb. 13 b, c)

6.3.3. Arbeiten nach der Entdeckung der Nervenzelle durch Ehrenberg

Während auf Grund des Textes und der Abbildungen kein Zweifel besteht, daß Ehrenberg Nervenzellen gesehen hat, verhält es sich mit den Arbeiten von Berres (1834, 1835) grundsätzlich anders. Bei den auf Seite 6 seiner Arbeit (1834) wiedergegebenen „Bläschen des Gehirns" handelt es sich nicht um Nervenzellen, sondern ohne Zweifel um durch die Herstellung der Präparate entstandene Artefakte, die Stieda (1899) mit „Myelinartefakten" identifiziert. Für die Richtigkeit dieser Auffassung spricht auch die Mitteilung von Berres (1834), daß diese „Bläschen" auch in der Peripherie „im Zuge der Fasern der Nerven ... eingeschaltet" sind. Für Gehirn und Nerven beschreibt Berres (1835) eine „analoge Blasen- und Röhren-Formation, ...". Die „größten Bläschen" findet Berres (1835) „im Zuge der Nervenröhrchen einbezogen" und rechnet diese zum „Nevrileme". Weder Beschreibung noch Abbildungen von Berres (1834, 1835) geben Zeugnis davon, daß dieser Autor Nervenzellen gesehen hat.

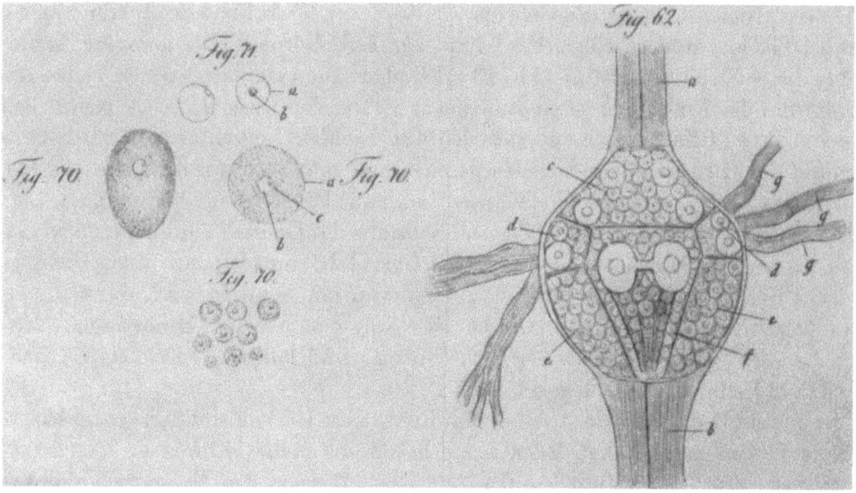

Abb. 15 „Ganglion des Bauchstranges des Blutegels". Fig. 62. a und b :„Primitivfasern" des vorderen und hinteren Verbindungsstranges; c, d, e, f: verschiedene Lappen des Ganglion; g: seitlich eintretende „Primitivfasern". Im Gegensatz zu Ehrenberg sind keine abgehenden Zellfortsätze dargestellt.
Fig. 70: „Kugeln der Belegungsmasse aus einem Ganglion des Bauchstranges des Blutegels"
a „Parenchym", b „der kleine bläschenartige Kern", c „das Körperchen"
Fig. 71: „Der keimbläschenartige Kern einer solcher Kugel" (a): „äußere Membran" (b): „Das dem Keimfleck zu vergleichende Körperchen". Aus Valentin 1836

Im Gegensatz zu den Arbeiten von Berres sind die Untersuchungen Ehrenbergs (1833 a, 1834 a) über das Nervengewebe bald nach Veröffentlichung besonders von auf dem Gebiet der mikroskopischen Hirnforschung tätigen Wissenschaftlern stark beachtet worden. Dafür zeugt ein Brief Valentins an Ehrenberg vom 22. Dez. 1835[10]. In diesem Brief kündigt Valentin seine demnächst erscheinende Arbeit an (1836). Offensichtlich legt er großen Wert darauf, daß der „Außenseiter" Ehrenberg recht bald seine Ergebnisse zur Kenntnis nimmt. „Es wird mir zum größten Vergnügen gereichen, Ihnen zur Zeit ein Exemplar einzusenden ... In meiner Abhandlung über die letzten Enden der Nerven habe ich auch die Kugeln und Kugeldrüsen mit aufsitzenden Kryställchen gezeichnet." In dieser Arbeit veröffentlicht Valentin (1836) ebenfalls eine Abb. von einem Ganglion des Blutegels. Im Gegensatz zur Abbildung Ehrenbergs, der richtige „keulenförmige Körper" darstellt (Abb. 11, Fig. 7.6 und 7.12), enthält die Zeichnung von Valentin nicht dem wirklichen Aussehen entsprechende kugelförmige Strukturen ohne Fortsätze (Abb. 15, Fig. 62). Einzelne „Kugeln" werden mit „keimbläschenartigem Kern" oder mit „Körperchen" dargestellt (Abb. 15, Fig. 70, 71). „Es giebt nur zwei differente, eigenthümliche Urmassen des gesamten Nervensystems, nämlich die Kugeln der Belegungsformation und die Primitivfasern." (Valentin 1836). Es

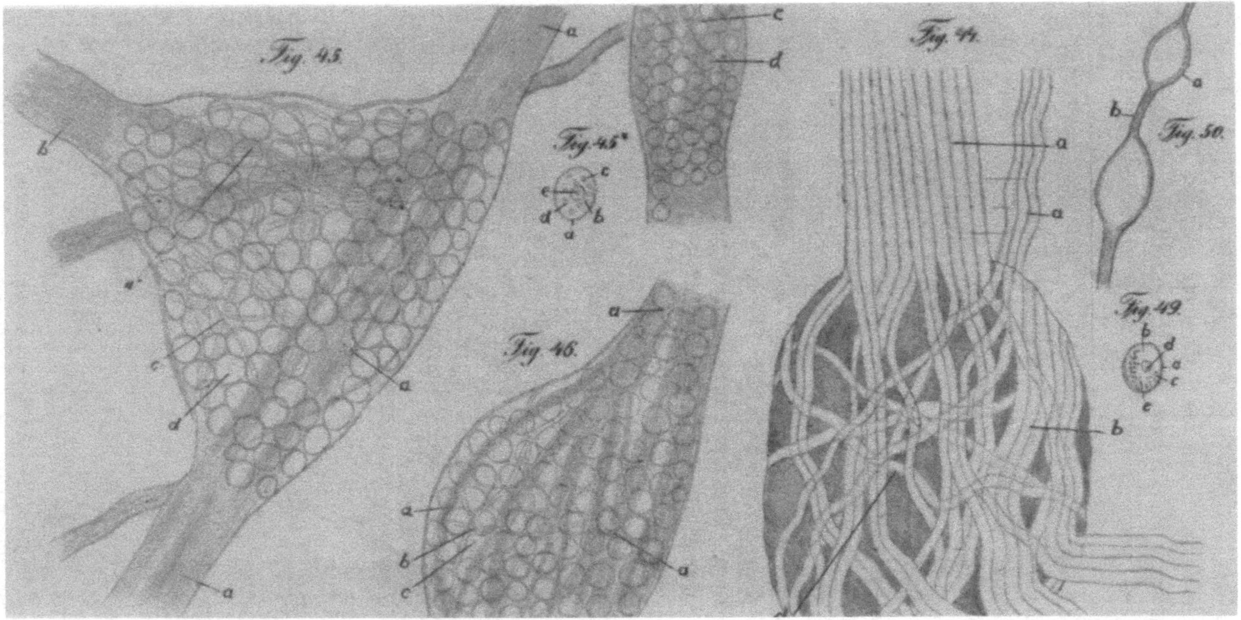

Abb. 16 Fig. 44: Ganglion thoracicum II. N. symphatici. Darstellung des Verhaltens der „Primitivfasern“ innerhalb des „Knotens“. a: eintretende, b: plexusbildende, d: „umspinnende“ Fasern.

Fig. 45: „Bauchganglion von *Perca fluviatilis*“. a: „der gerade den Knoten durchsetzende Hauptstamm, der bei a′ Plexus bildet“, b: Seitenast, c: „helle Kugeln der Belegungsmasse“.

Fig. 46: „Knoten“ des N. vagus von *Perca fluviatilis*. Die eintretenden „Primitivfasern“ weichen zum Plexus auseinander (a.) „Umspinende Primitivfasern“ (b), c: „dazwischen liegende Kugeln der Belegungsmasse“.

Fig. 49: „Einzelne Kugel“ aus dem Ganglion trigeminale des Menschen, a: „die äußere zellgewebige Scheide“, b: „das Parenchym der Kugel“, c: „der keimbläschenartige Kern“, d: „Das auf der Oberfläche befindliche Körperchen“, e: „halbmondförmiger „Pigmentfleck“.

Fig. 50: „Scheide zweier Kugeln mit ihren Verbindungssträngen“. Aus Valentin 1836 werden „den Knoten durchsetzende“ Fasern und „umspinnende“ Fasern dargestellt (Abb. 16). Valentin hat demnach den Zusammenhang zwischen Nervenzelle und Zellfortsatz nicht gesehen und deshalb auch nicht dargestellt. Er ist jedoch der erste Forscher, welcher eine Nervenzelle vom Menschen gesehen und abgebildet hat (Abb. 16, Fig. 49).

Während Treviranus (1835/37, 1838) in seiner Arbeit keine Nervenzelle darstellt, hat Purkinje (1838) ebenfalls große Verdienste um die Erforschung des Nervensystems. Er beschreibt „gangliöse Körperchen“ sowohl in Ganglien als auch im Gehirn und betont, daß diese Gebilde durch Ehrenbergs Untersuchungen bekannt wurden. In dem Bericht über den Vortrag von Purkinje (1837) wird vermerkt: „Nach P.-s Beobachtungen, die mit denen Ehrenbergs größtentheils übereinstimmen und sie bestätigen, unterscheidet man drei Hauptformationen im gesamten Nervensystem. 1. Eine röthliche Punktmasse, ... 2. die Nervenfasern ... 3. das gangliöse Korn ...“.

Die „gangliösen Körperchen“ haben nach Purkinje „eine kornförmige, theils kuglige, theils rundlich eckige Gestalt mit oder ohne Fortsätze.“ Im Innern befindet sich ein „durchsichtiger Kern“. Purkinje beschreibt diese „gangliösen Körperchen“ in der „schwarzen Substanz der Großhirnschenkel“ (Abb. 17, Fig. 16): „Dort haben sie vielfach Fortsätze, welche die abentheuerlichsten Gestalten zeigen.“ Es wird dunkelbraunes Pigment dargestellt (Abb. 17, Fig. 16, 17). Ferner werden gangliöse Körperchen im Ammonshorn, in der Brücke und im Kleinhirn beschrie-

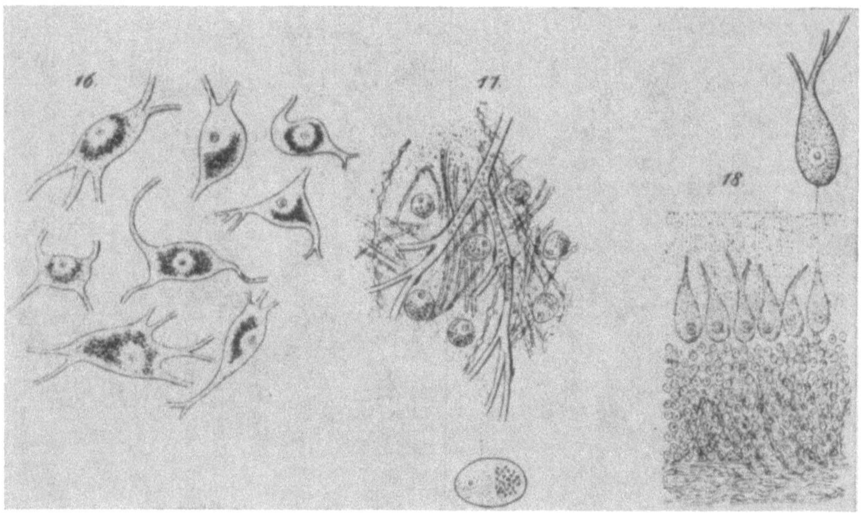

Abb. 17 Fig. 16: „Gangliöse Körperchen .... in der schwarzen Substanz“. Diese „Körperchen“ haben Fortsätze, „welche die abentheuerlichsten Gestalten zeigen“
Fig. 17: „Gangliöse Körperchen“ der Corpora geniculata mit Darstellung von Pigment.
Fig. 18: „Aehnliche Körperchen ... in den Blättern des kleinen Gehirns“. Aus Purkinje 1838

ben. Eine sehr korrekte Beschreibung liefert PURKINJE von den Zellen der Kleinhirnrinde, die heute seinen Namen tragen: „Jedes dieser Körperchen ist mit dem stumpfen, rundlichen Ende nach Innen gegen die gelbe Substanz gekehrt und zeigt in seinem Kolben deutlich sammt seinem Hofe den centralen Kern: das andere schwanzförmige Ende ist nach Außen gerichtet und verliert sich mit meist zweien Fortsätzen in der grauen Substanz bis nahe an die äußere Peripherie, wo diese mit der Gefäßhaut umsponnen ist (Abb. 17, Fig. 18). PURKINJE (1838) entdeckte jedoch nicht nur die großen sog. „Purkinje-Zellen" im Kleinhirn, sondern erkannte auch die laminäre Organisation der Rinde dieses Organs. Er untersuchte verschiedene Teile des Wirbeltiergehirns und veröffentlichte erstmalig multipolare pigmenthaltige Nervenzellen von Wirbeltieren. Er hält die „gangliösen Körperchen" für „Centralgebilde". „Sie wären Sammler, Erzeuger und Vertheiler des Nervenorgans.—" PURKINJE hat demnach die Bedeutung der „ganglösen Körperchen" im Gegensatz zu EHRENBERG und VALENTIN wesentlich besser erkannt. Seine Untersuchungen stellen ebenfalls einen beachtlichen Fortschritt in der Erforschung des Nervensystems dar (PURKINJE 1838, 1937).

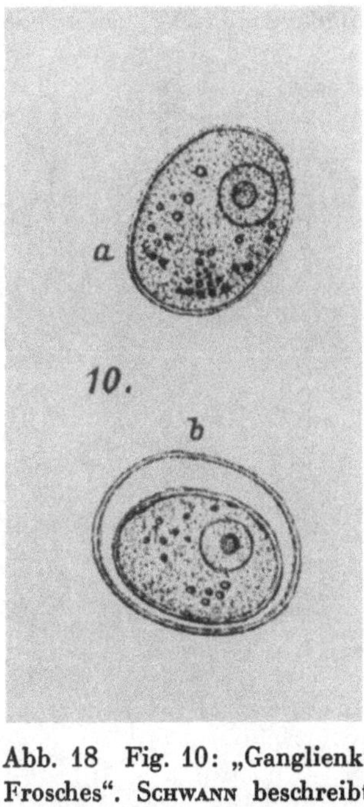

Abb. 18 Fig. 10: „Ganglienkugeln aus den untersten Ganglien des Symphaticus eines Frosches". SCHWANN beschreibt eine Zellmembran und als „Parenchym der Ganglienkugeln" den „Zellinhalt und das Bläschen in denselben der Zellkern; die kleinen Körperchen in diesem Bläschen sind die Kernkörperchen". (a). Nach SCHWANN scheint sich „zuweilen eine Ganglienkugel innerhalb einer anderen Zelle zu erzeugen" (b). Aus SCHWANN 1839

In seiner Mitteilung über „Ganglienkugeln“ beschreibt SCHWANN (1839) „körnige Kugeln, welche in sich exzentrisch ein rundes Bläschen enthalten, in dem sich noch ein oder zwei kleine dunkle Punkte zeigen ... Am deutlichsten läßt sich diese Zellmembran an den Ganglienkugeln in den sympatischen Nerven des Frosches ... erkennen.“ (Abb. 18, Fig. 10 a). Merkwürdig ist die Vorstellung SCHWANNS über die Entstehung einer „Ganglienkugel innerhalb einer anderen Zelle“ (Abb. 18, Fig. 10 b). Wenn EHRENBERG (1834 a) den Ausdruck „Nervenzelle“ noch nicht benutzt, ist dies verständlich, daß aber der Begründer der Zellenlehre noch immer von „Ganglienkugeln“ spricht, ist überraschend.

Während sich SCHWANN (1839) in seiner Arbeit lediglich auf VALENTIN (1836) bezieht und unverständlicherweise weder EHRENBERG noch PURKINJE erwähnt, gibt HENLE (1841) richtig an, daß EHRENBERG (1833 a) zuerst in den Spinalganglien der Vögel neben Nerven auch große, fast kugelförmige, unregelmäßige Körper sah. HENLE bildet „Ganglienkugeln“ ab und äußert erstmals die Annahme, daß „noch nach der Geburt eine zeitweise oder beständige Regeneration der Ganglienkugeln“ stattfindet. Er meint, daß „sie an der Oberfläche ständig neu erzeugt und daß die älteren von den jüngeren allmählich nach innen gedrängt werden.“

Für die Einschätzung der Bedeutung der Arbeiten EHRENBERGS (1833 a und b, 1834 a und b) ist von Interesse, daß spätere Darstellungen von Nervenzellen von

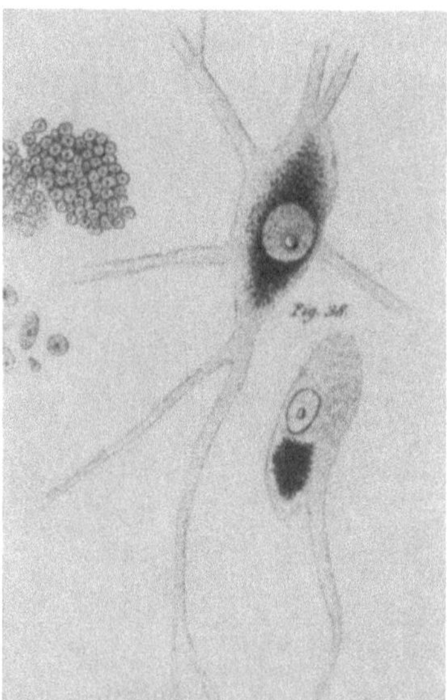

Abb. 19: Multipolare Nervenzelle (Fig. 38 oben) vom Menschen mit zahlreichen langen Fortsätzen aus der grauen Substanz unter dem Boden des 4. Ventrikels. Eine Unterscheidung der Dendriten von den Neuriten ist in dieser Zeichnung nicht möglich. Aus HANNOVER 1844

Avertebraten durch andere Autoren keinen wesentlichen neuen Erkenntnisgewinn brachten. Bei der zeichnerischen Darstellung von Nervenzellen von Wirbeltieren und Mensch ist jedoch durch die Arbeiten von PURKINJE (1837, 1838) und besonders durch HANNOVER (1844) ein deutlicher Fortschritt erkennbar. PURKINJE hat multipolare Nervenzellen überzeugend abgebildet (Abb. 17) und auch von HANNOVER wurde eine multipolare Nervenzelle mit langen Fortsätzen der grauen Substanz unter dem 4. Ventrikel des Menschen zeichnerisch dargestellt (Abb. 19). Andererseits sind selbst in Handbuchdarstellungen, die 11 Jahre nach der Veröffentlichung der Arbeiten EHRENBERGS erschienen sind, keine wesentlichen neuen Er-

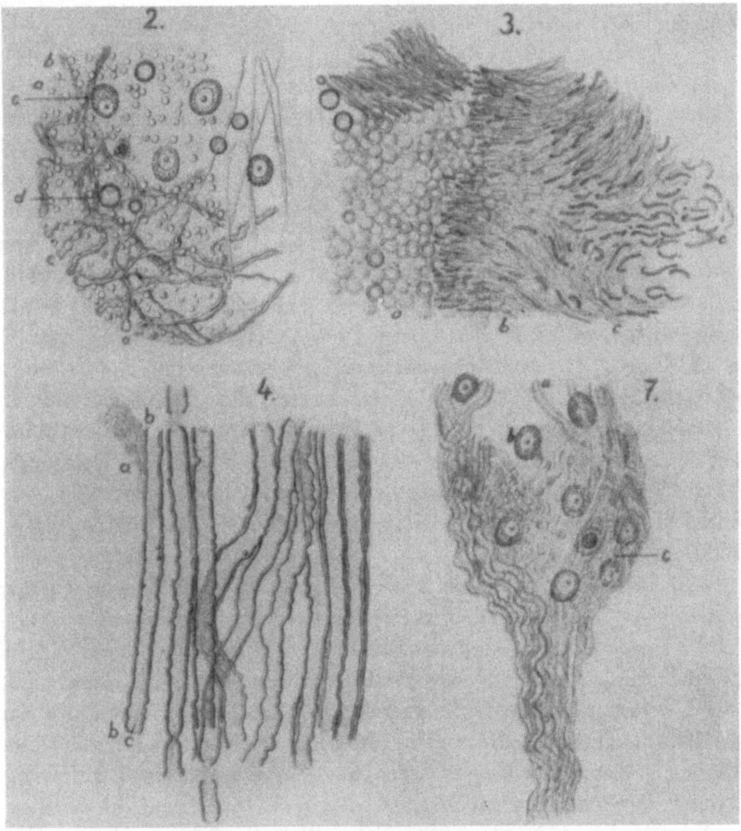

Abb. 20 Fig.. 2: „Rindensubstanz des großen Hirns. a: Körnige Grundmasse, b: Primitive Nervenbänder, c: Ganglien- oder Pigmentkugeln der Fettkörper".
Fig. 3: „Nervenhaut des Auges. a: Kugelschichte, b: Faserschichte, c: Stäbchenschichte".
Fig. 4: „Primitive Nervenbänder .... aus einem Rückenmarksnerven. a: Zellscheide, b: Randfäden oder Primitivfasern des Nervenbandes, c: Centraler Theil des Bandes".
Fig. 7: „Ein Ganglion des sympathischen Nerven". a: Weiße „Nervenbänder", b: „Ganglienkugeln oder Pigmentkugeln", c: graue „Nervenbänder". Aus ARNOLD 1845

gebnisse enthalten. So beinhaltet die Veröffentlichung von Arnold (1845) über die Nervenzellen im Großhirn, in der Retina und in einem sympathischen Ganglion keinen wesentlichen Fortschritt unseres Wissens (Abb. 20, Fig. 2, 3, 7). Arnold (1845) beschreibt „kugelige, kugelähnliche und scheibenförmige Körper." Wie schon Purkinje (1838) nachwies, stellt auch Arnold Pigment in Nervenzellen dar und unterscheidet „Bildungskugeln" und „Pigmentkugeln". In der Hirnrinde werden „graue Kugeln" beschrieben und abgebildet, wobei gegenüber Ehrenberg die Kernkörperchen deutlich dargestellt sind (Abb. 20).

6.3.4. Ursprung der Nervenfasern

Zur Frage des Zusammenhangs zwischen Nervenfasern und Nervenzelle hat es noch viele Jahre nach Ehrenbergs Veröffentlichung keine Klarheit gegeben. Ehrenberg (1834 a) hat einen Zusammenhang zwischen Nervenzelle und Nervenfasern bei Avertebraten gesehen und die „keulenförmigen Körper" mit Zellfortsätzen dargestellt und beschrieben: „Diese Keulenkörper bilden acht Bündel, von denen je zwei in die vier Schenkel des Ganglions durch lange cylindrische Röhren austreten." Die Leistung Ehrenbergs im Hinblick auf diese Beobachtung erscheint um so erstaunlicher, wenn man bedenkt, daß noch längere Zeit nach Ehrenbergs Veröffentlichung falsche bzw. widersprüchliche Auffassungen vertreten wurden. So hat Valentin (1836) den Zusammenhang zwischen Nervenzellen und Nervenfasern weder gesehen noch abgebildet. Er weist vielmehr ausdrücklich darauf hin, daß ein solcher Zusammenhang nicht existiert: „Es giebt nur zwei differente, eigenthümliche Urmassen des gesammten Nervensystems, nämlich die Kugeln der Belegungsformation und die Primitivfasern ... Beide gehen nirgends in einander über, sondern befinden sich nur in dem gegenseitigen Verhältnisse der Juxtaposition" (Valentin 1836).

Kölliker (1849) betont, daß er schon 1844 als erster (!) „den Zusammenhang wirklicher Nervenfasern mit den blassen Fortsätzen der Ganglienkugeln aufgedeckt habe, ...". Er beschreibt „Ganglienkugeln mit vielen Fortsätzen, die im Rückenmark und Hirn und in Ganglien wirbelloser Thiere sich finden", und stellt (1849) fest, daß Nervenfasern von Ganglienzellen entspringen. Im Handbuch der Gewebelehre (1852) äußert sich Kölliker allerdings widersprüchlich zu dieser Frage: „Außerdem stehen viele Nervenfasern mit Nervenzellen in Verbindung, sodaß sie entweder von denselben entspringen oder in ihrem Verlauf durch eingeschobene Ganglienzellen unterbrochen werden." Selbst 18 Jahre nach der Veröffentlichung Ehrenbergs kann Kölliker (1852) für die Großhirnrinde den Zusammenhang zwischen Nervenzelle und Nervenfaser nicht erkennen: „Einen Zusammenhang der Nervenzelle und Nervenröhren fand ich auch in der Rinde des großen Hirnes trotz alles Suchens nicht, ..." Kölliker (1849) beschrieb ferner „freie oder selbständige Ganglienkugeln" ohne Faserursprünge und ohne Fortsätze. Diese „Ganglienkugeln" ohne Fortsätze wurden auch von Bruch (1849) beim Blutegel nachgewiesen: „Ich muß, ehe ich weiter gehe, die Behauptung rechtfertigen, daß diese Ganglienkugeln in keiner Verbindung mit den Nervenfasern stehen, da es mir nicht gelungen ist, sie zu isoliren oder überhaupt die Nerven weiter zu präpariren."

Nach Bidder und Volkmann (1842) steht der anatomische Nachweis für den Zusammenhang zwischen Nervenfasern und Nervenzellen noch aus, während sich Helmholtz im gleichen Jahr eindeutig äußert. Dieser Autor (Helmholtz 1842) spricht sich für einen Zusammenhang zwischen Nervenzelle und Nervenfaser acht Jahre nach Ehrenbergs Veröffentlichung aus. Stieda (1899) äußert sich zu den Untersuchungen von Helmholtz: „Meiner Ansicht nach muß nach den angeführten Worten ohne weiteres zugegeben werden, daß Helmholtz — im Gegensatz zu Valentin — bei Wirbellosen den Ursprung der Nervenfasern in Nervenzellen nicht allein beschrieben, sondern wirklich gesehen hat."

Auch Hannover (1840) hat zu der Frage des Zusammenhanges zwischen Nervenfasern und Nervenzellen Stellung genommen und betont, daß der „Ursprung der Gehirnfasern von den Ganglienzellen, und ihre durch das ganze Leben bleibende Verbindung mit jenen Centralgebilden, mir augenblicklich mehr als wahrscheinlich ist." Hannover (1844) hat in einer späteren Arbeit, 10 Jahre nach Ehrenbergs Veröffentlichung, den Ursprung von Nervenfasern von Nervenzellen bei Wirbeltieren eindeutig nachgewiesen. Diese Befunde belegte Hannover (1844) durch gute Abbildungen verschiedener Nervenzellen von Wirbellosen und Wirbeltieren.

Zu gleichen Ergebnissen gelangte auch Remak (1837, 1838 b) nach Untersuchungen des Rückenmarks von Wirbeltieren: „Von den durch Purkinje und Valentin[11] näher bekannt gewordenen, einen Kern enthaltenden Kugeln der grauen Substanz des Rückenmarks, entspringen mehrfache ... Bündel von sehr durchsichtigen, nicht röhrigen Fasern, die sich mitunter sehr bald in ihre Elemente zersplittern, und zum Theil die zerstreut liegenden Kugeln miteinander in Verbindung setzen" (Remak 1837). Dieser Sachverhalt wird auch überzeugend durch Abbildungen dargelegt (Remak 1838 a)[12]

Wie viele Jahre jedoch über den Zusammenhang von Nervenzellen und Nervenfasern Unklarheit bestand, ergibt sich aus dem Vortrag Purkinjes (1838) zur „Versammlung deutscher Naturforscher und Aerzte in Prag." In dem Bericht über diesen Vortrag wird u. a. ausgeführt: „Über den Zusammenhang der gangliösen Körperchen mit den elementaren Nerven- und Hirnfäden konnte nichts Bestimmtes ausgemittelt werden."

6.3.5. Unterschiedliche Zellfortsätze

Ehrenberg (1833 a, 1834 a) hat noch keine unterschiedlichen Zellfortsätze beschrieben, während Wagner (1846/1850) bei seinen Untersuchungen an „Ganglienkugeln" und „Primitivfasern" auf solche Unterschiede hinweist und eine entsprechende Beschreibung und Abbildungen veröffentlicht. Er beschreibt die „Ganglienkugeln“ mit mehreren Fortsätzen und betont, daß „der längere Fortsatz eine wirkliche Faser darstellt“ (Abb. 21, Fig. 42—44). WAGNER fand zwei unterschiedlich gestaltete Zellfortsätze und seine Abbildungen weisen eindeutig aus, daß er bei multi-

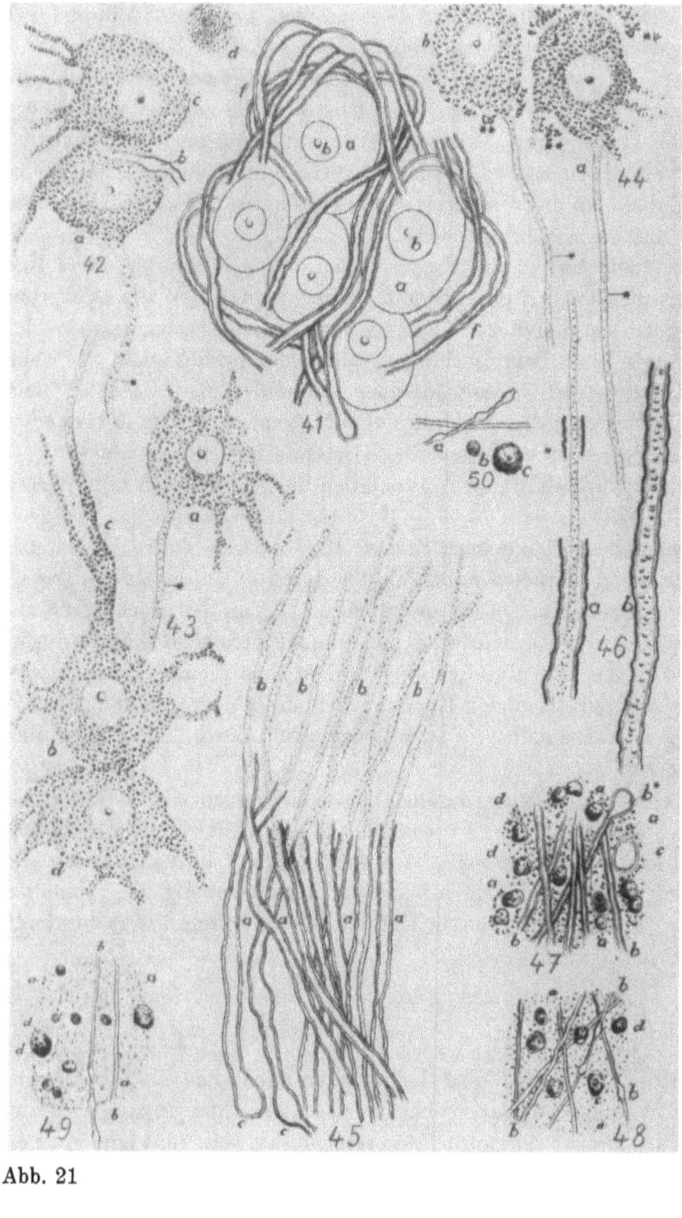

Abb. 21

polaren Zellen die Achsenzylinder gesehen hat. Im Vergleich zu den Untersuchungen Ehrenbergs (1834 a), die er an Wirbeltieren durchführte, bedeuten diese Erkenntnisse einen beachtlichen Fortschritt bei der Aufdeckung der mikroskopischen Organisation des Nervensystems der Wirbeltiere.

Wagner hat offensichtlich erkannt und in seinen Abbildungen eindeutig dargestellt, daß der bei multipolaren Zellen vorhandene „längere Fortsatz" zugleich Bestandteil markhaltiger Nervenfasern ist (Abb. 21, Fig. 45 b). Bei biopolaren Nervenzellen beschreibt er „von der Zelle entspringende Primitivfasern, deren Mark die gewöhnlichen doppelten Contouren zeigt, ..." Da die Ganglienzellen sich im Bereiche der sensiblen Fasern befinden, könnten diese nach Wagner „für die Fortpflanzung der Reize von der Peripherie nach dem Centrum von Bedeutung sein." Die Ganglienzellen seien weder „Belegungsgebilde noch Ursprungselemente für die Fasern" betont Wagner, sondern „in den Verlauf der Primitivfasern eingeschobene Elementarorgane, welche weder die Isolation jeder einzelnen Faser, noch Correspondenz einer jeden Fibrille mit entsprechenden Punkten in dem Centrum und in der Peripherie vernichten". Auch Bidder (1847) vertrat die Auffassung, daß die Nervenfasern nicht aus den „Ganglienkugeln" entspringen, sondern daß „diese Fasern auf ihren Gange von den Centraltheilen zur Peripherie solche Kugeln in ihrem Innern beherbergen." (Abb. 22)

Wagner (1846/1850) stellt die Frage, ob die „Fibrille durch mehrere Ganglienzellen unterbrochen ist, was man wenigstens vermuthen darf, ..." An anderer Stelle bezeichnet er die Primitivfaser als „einen vom Centrum nach der Peripherie verlaufenden isolierten Leiter", welcher nirgends „Combinationen mit benachbarten eingeht." Auf dieser Tatsache beruhe „das Gesetz der isolierten Leitung, sodaß jedem beliebigen Punkte in der Peripherie des Körpers, es mag ein sensibler oder motorisch erregter sein, ein Centralpunkt entspricht." Trotz dieser Erkenntnis stellt Wagner (1846/1850) einen syncytialen Zusammenhang multipolarer Nervenzellen im „elektrischen Lappen" des Zitterrochens dar. (Abb. 23). Ein solcher syncytialer Nervenzellverband wurde demnach nicht, wie früher angenommen (Kirsche 1977), von Schroeder van der Kolk (1859), sondern erstmalig von Wagner durch Zeichnung dokumentiert. Da Wagner jedoch eine fibrilläre Diskontinuität im Bereiche der Ganglienzellen vermutet, steht der dargestellte syncytiale Nervenzellverband nicht im Widerspruch zu dem auch von Wagner als richtig erkannten „Gesetz der isolierten Leitung".

Abb. 21 „Ganglienkörper und Primitivfasern" (Fig. 42—46) aus dem „elektrischen Lappen" von *Torpedo.* Die „Ganglienkörper" werden mit mehreren Fortsätzen abgebildet, wobei „der längere * eine wirkliche Faser darstellt" (Fig. 42—44). Das Gewebe in verschiedenen Hirnabschnitten („Kleinhirn, Vierhügel, Hemisphärenlappen") besteht nach Wagner aus einer „feinkörnigen Substanz" (Fig. 47a—49a), aus „Primitivfasern" (Fig. 47b—49b), „Nervenmark" (Fig. 47c) sowie aus „eingelagerten Kernen" (Fig. 47d—49d). Aus Wagner 1846/1850

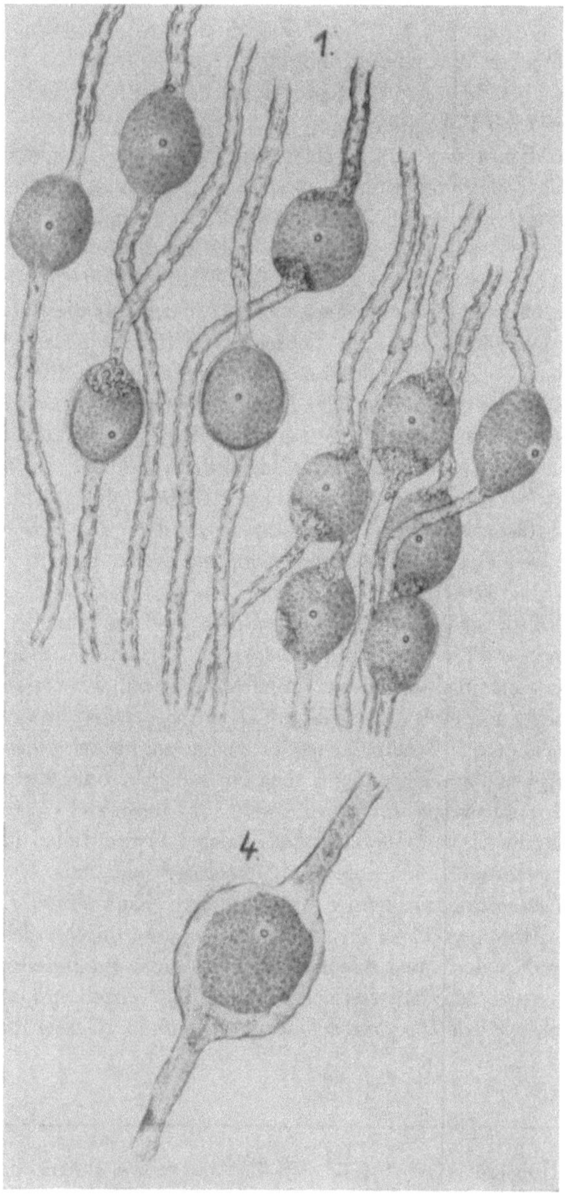

Abb. 22 „Einlagerung von Ganglienkugeln in erweiterte Stellen breiter Primitivröhren“ N. trigeminus, Hecht (1). „In einer breiten Nervenfaser ist eine Ganglienzelle eingebettet, ...“ Gangl. n. vagi vom Zitterrochen (4). Aus Bidder 1847 Tafel I

Wagner (1846/1850) hatte die Ergebnisse der Untersuchungen Ehrenbergs stark beachtet und in sein Lehrbuch aufgenommen. Diesen Sachverhalt stellt auch Ehrenberg fest: „Rudolph Wagner nahm die sämtlichen Hauptangaben von mir ohne Einwurf in sein Lehrbuch der vergleichenden Anatomie auf.“ Mit den obigen Darlegungen seiner Untersuchungsergebnisse ist Wagner allerdings erheblich über den Erkenntnisstand Ehrenbergs hinausgegangen, doch waren Ehrenbergs Untersuchungen und die anschließenden Arbeiten von Valentin (1836) und Purkinje (1837, 1838) eine entscheidende Voraussetzung für die Arbeiten Wagners und der späteren Untersucher. Für die Beurteilung der Arbeiten Ehrenbergs ist die Darstellung der späteren Kontroversen und weiteren Fortschritte auf diesem Gebiete nicht entscheidend. Es sei in diesem Zusammenhange auf die ausführliche Darstellung von Stieda (1899) und Scharf (1958) hingewiesen.

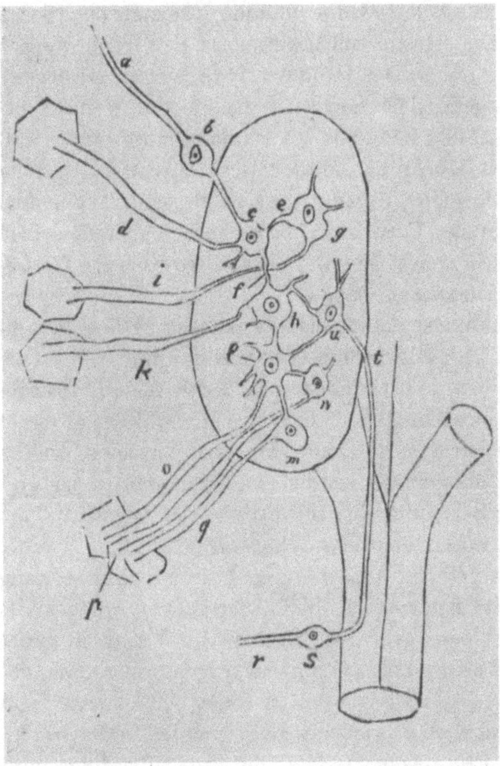

Abb. 23 Die Faser a des N. trigeminus vom elektrischen Lappen des Zitterrochens „pflanzt ihren Eindruck durch die peripherische Ganglienzelle b zum centralen Ganglienkörper c fort“. Wagner beschreibt die Verbindung der Zellen untereinander, so daß die Entladung des elektrischen Organs in allen Abschnitten über die Zellfortsätze d, i, k, o, p, q erfolgen kann. Noch vor Schroeder van der Kolk (1859) hat Wagner eine Abbildung über den syncytialen Zusammenhang der Neurone veröffentlicht. Aus Wagner 1846/1850

6.4. Hirnrinde

Mikroskopische Untersuchungen der Hirnrinde sind lange Zeit vernachlässigt worden. SÖMMERRING erwähnt 1791 lediglich die „graue Rinde“ im Gegensatz zum „milchig-weißen Mark“. Nach HILDEBRANDT (1803) besteht „fast die ganze graue Substanz aus Gefäßen ... Doch findet man bei genauer Untersuchung, zumal durch Maceration, auch nach sehr wohlgerathenen Einspritzungen außer den Gefäßen noch eine weiche, breiartige Masse“. MECKEL (1815) findet in der Mark- und Rindensubstanz „Kügelchen und eine halbflüssige Substanz“. Da MECKEL diese „Kügelchen“ auch in der Marksubstanz beschreibt, kann er keine Nervenzellen gesehen haben. Nach RUDOLPHI (1821) besteht die graue Substanz keineswegs ganz aus Gefäßen, doch gibt er nicht an, welche Bauelemente zusätzlich vorhanden sind. Im Hinblick auf diesen Stand des Wissens sind die Befunde EHRENBERGS (1833 a und b, 1834 a) eine Pionierleistung, die bisher nicht genügend gewürdigt worden ist. EHRENBERG (1833 a und b) erwähnt in der Großhirnrinde „größere Körner“, die eine bestimmte Anordnung zeigen. „Die Cortikal-Substanz des Gehirns besteht aus einem dichten, sehr feinen, in vielen Theilen Blutkörner führenden Gefässnetz, welches an seiner Oberfläche durch eine mit Gefässen durchwebte Schicht von geschlängelten Sehnenfasern (pia mater genannt) überzogen wird. Außer dem sehr dichten und feinen Gefäßnetze der Cortikal-Substanz sehe ich in derselben eine sehr feinkörnige weiche Masse, in welche hie und da größere Körner-, Nester- oder Lagenweis eingelagert sind.“ (EHRENBERG, 1833 a)

In seinem Vortrag vor dem Plenum der Akademie (EHRENBERG 1834 a) nimmt er nochmals zu der Frage Stellung: „Ich habe schon erwähnt, daß mir in der Cortikal-Substanz des Gehirns noch neben dem Gefäßnetze und den feinen Hirnröhren, der Oberfläche zunächst, eine unregelmäßige Schicht freier, farbloser größerer Kügelchen bemerkbar war, die vielleicht auch LEEUWENHOEK unterschied, welche aber von den neueren Beobachtern übergangen worden ist. Ganz gleichartige größere Körner sind längst bekannt als Bestandtheile der Netzhaut des Auges. . . .“

Der Vergleich mit der Netzhaut macht deutlich, daß EHRENBERG ohne Zweifel Nervenzellen in der Großhirnrinde gesehen hat, die eine bestimmte Anordnung aufweisen. In einer anderen Arbeit (EHRENBERG 1833b) beschreibt er ebenfalls „unregelmäßige Schichten freier, farbloser, größerer Kügelchen . . .“ Auch in dieser Veröffentlichung wird darauf hingewiesen, daß „ganz gleichartige, größere Körper“ auch in der Retina gefunden wurden. Da EHRENBERG in dieser Arbeit sogar von Schichten spricht, erhebt sich die Frage, ob er vielleicht doch eine laminäre Organisation gesehen hat? Immerhin hat EHRENBERG (1834 a) die erste, allerdings noch sehr ungenaue, Abbildung der mikroskopischen Organisation der Hirnrinde veröffentlicht, wobei der Übergang zur Marksubstanz und der radiale Faserverlauf deutlich dargestellt wird (Abb. 24). Die im oberflächen Rindenabschnitt gelegenen Zellen („Markkörner“) sind deutlich von den kernhaltigen Erythrocyten der Taube zu unterscheiden.

Hinsichtlich der Bedeutung der „Blutkerne“ für die Gehirnsubstanz hatte

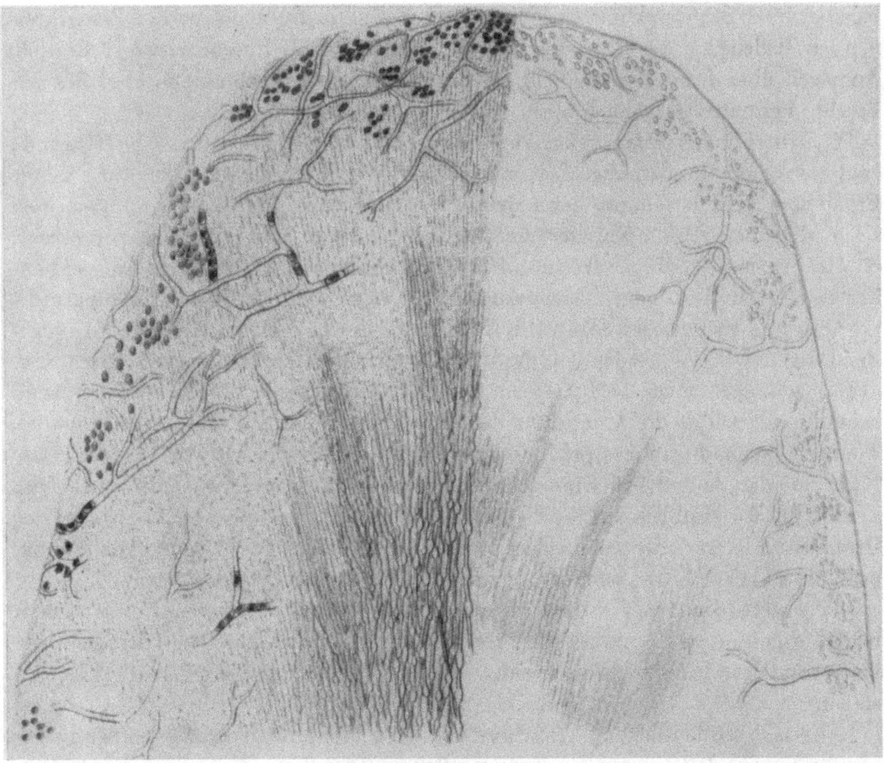

Abb. 24 „Oberer Theil eines Hirnlappens, mit seiner aus sehr feinen Gliederröhren bestehenden, an der Peripherie mit größeren Markkörnern versehen und mit zahlreichen Gefäßen netzartig durchwirkten Rindensubstanz, die gegen die Mitte strahlenartig nur durch Stärkerwerden der Röhren in die deutlichen, mit weißem Nervensaft erfüllten Röhren der Marksubstanz übergeht". Taube. Aus Ehrenberg 1834 a Tafel III

Ehrenberg eine merkwürdige Vorstellung. Es sei Gegenstand der weiteren Forschung zu prüfen, ob die abgelagerten „Blutkerne ... zur Ergänzung und Vergrößerung der Hirnsubstanz dienen ..." (Ehrenberg 1833 a). In der gleichen Arbeit formuliert er in der Zusammenfassung die Frage: „Nervensubstanz allein Produkt der Blutkerne?!" In der abschließenden Arbeit (Ehrenberg 1834 a) nimmt er nochmals zu dieser Frage Stellung: „Ein Verbrauch der Kerne der Blutkügelchen für die Bereitung des Liquor nerveus der Gliederröhren im Gehirn usw., ist bei dem Gefäßreichthum der Nervenendigungen nicht unwahrscheinlich." In dieser Arbeit betont er jedoch zugleich den hypothetischen Charakter dieser Aussage und fügt hinzu: „Möge man ja diese Verhältnisse nicht übereilt beurtheilen." So ist Ehrenberg auch in dieser Frage seiner Grundeinstellung treu geblieben, gegenüber den eigenen Forschungsergebnissen eine strenge Kritik zu üben. Keine der Bemerkungen zur Bedeutung der Blutzellen für die Bereitung des "Liquor nerveus" sind als Aussagen über feststehende Befunde formuliert, sondern klar zum Ausdruck gebrachte Vermutungen oder Fragen.

Die Mitteilungen Ehrenbergs zur mikroskopischen Organisation der Hirnrinde sind jedoch für die damalige Zeit bemerkenswerte Befunde. Die Bedeutung dieser Ergebnisse wird besonders dann deutlich, wenn man Mitteilungen anderer Forscher, die über 10 Jahre später veröffentlicht wurden, zum Vergleich heranzieht. So gibt Arnold (1845) zwar eine „Körnige Grundmasse", „primitive Nervenbänder" und „Ganglien- oder Pigmentkugeln" an, doch wird eine Schichtbildung nicht erwähnt und nicht abgebildet (Abb. 20, Fig. 2). Auch Wagner (1846/1850) untersucht den „Hemisphärenlappen" und beschreibt eine „feinkörnige Substanz" bzw. „Primitivfasern" sowie „eingelagerte Kerne", wobei im Gegensatz zu Ehrenberg keine Angaben über die Anordnung der Bauelemente enthalten sind. Ferner stellen, wie bei Arnold, auch diese Zeichnungen lediglich einen sehr kleinen Ausschnitt der Hirnrinde dar, so daß auch diese Abbildungen keine diesbezüglichen Informationen vermitteln. Im Hinblick auf die Tatsache, daß die mikroskopische Erforschung der Großhirnrinde erheblich vernachlässigt wurde, erscheinen die Befunde von Ehrenberg um so beachtlicher, auch wenn sie noch sehr unvollständig sind.

Die Untersuchungen Ehrenbergs am zentralen und peripheren Nervensystem haben insgesamt zu Ergebnissen geführt, die für die mikroskopische Hirnforschung von grundlegender Bedeutung sind. Folgende Hauptergebnisse lassen sich feststellen:

1. Erste Veröffentlichung (Beschreibung und Abbildungen), die eindeutig erkennen lassen, daß Ehrenberg Nervenzellen gesehen hat. Er ist deshalb als Entdecker der Nervenzellen anzusehen.

2. Nachweis des kontinuierlichen Überganges zwischen Nervenfasern des peripheren und zentralen Nervensystems.

3. Erste Veröffentlichung von zahlreichen guten Abbildungen über den mikroskopischen Bau unfixierter Nervenfasern bei Wirbellosen, Wirbeltieren und Mensch.

4. Erster Nachweis des Zusammenhanges von Nervenzellen („Keulenkörper") und Nervenfasern („cylindrische Röhren") bei Wirbellosen.

5. Erster Hinweis über eine wahrscheinliche Fortbewegung des Axoplasmas („Liquor nerveus" oder „Nervenmark").

6. Erste Veröffentlichung einer Übersichtszeichnung der mikroskopischen Organisation der Großhirnrinde einschließlich Beschreibung.

Trotz dieser grundlegenden Ergebnisse wurden die Arbeiten Ehrenbergs von einigen Forschern seiner Zeit nicht beachtet. So gibt Kölliker (1852) als Entdecker der Nervenzellen nicht Ehrenberg sondern Valentin an und auch in unserer Zeit ist Ehrenberg allgemein als Naturforscher bekannt, der rezente und fossile Protozoen erforschte, Forschungsreisen nach Nordafrika unternahm und Alexander von

HUMBOLDT auf seiner Reise zum Altai begleitete. Als Entdecker der Nervenzelle bzw. als Hirnforscher, der wesentliche neue Erkenntnisse über die Histologie und mikroskopische Anatomie des Nervensystems erzielte, wird er leider in allgemeinen Nachschlagewerken nicht genannt.

7. Allgemeine Äußerungen zur Forschung, Ehrungen, Lebensabend

Die zahlreichen Arbeiten EHRENBERGS enthalten neben den Mitteilungen über die gewonnenen Ergebnisse auch einige allgemeine Aussagen, die für die Einschätzung seiner Persönlichkeit von Bedeutung sind. Auch in seinen Arbeiten über das Nervensystem äußert er sich wiederholt zu derartigen Fragen. Mehrfach wird seine Forderung nach strengster Selbstkritik erkennbar. Er liebt es, aus intensiver Forschungsarbeit erzielte Tatsachen mitzuteilen, während er Hypothesen und Spekulationen vermied. „Diese Studien zur Erkenntnis des Seelenorgans sind das Resultat strenger Prüfung, und werden deßhalb, auch wo sie im Einzelnen irrten, zur nützlichen Anleitung dienen. Werth lege ich nur auf die gewonnenen Facta, nur wenig auf die Folgerungen und es ist keineswegs die Absicht, irgend eine Theorie leichtfertig damit aufzubauen“ (EHRENBERG 1834 a).

EHRENBERG äußert sich in seinen Arbeiten zur mikroskopischen Hirnforschung auch zu Fragen der weiteren Entwicklung der Hirnforschung, wobei er schon damals für eine multidisziplinäre Arbeit eintrat. Recht modern mutet sein Appell an das Gehirn auch mit chemischen Methoden zu untersuchen: „Das edelste Organ des Menschen wird schon Chemiker anregen, sich nun detaillierter mit seiner Eigenthümlichkeit zu beschäftigen, und das Ineinandergreifen der Beobachtungen immer neues Terrain für das Wissen gewinnen lassen“ (EHRENBERG 1833 a). Dabei vertrat er den für die damauge Zeit beachtlichen und heute richtig erkannten Standpunkt, daß Wissenschaftler verschiedener Disziplin zusammenarbeiten und nicht ohne solide Ausbildung in einer anderen Disziplin tätig sein sollten: „Daß Anatomen sich mit Chemie beschäftigen, ist recht gut, aber so wie selten ein guter Chemiker ein guter Anatom ist, so ist auch selten ein guter Anatom ein nützlicher Chemiker, und Ostentation ist das nicht was das Wissen fördert.“ (EHRENBERG 1833 a).

EHRENBERG gibt aus der Sicht des Morphologen methodische Hinweise für eine zu entwickelnde topochemische Analyse und meint, „daß es interessant wäre, wenn Chemiker, welche sich mit organischer Chemie beschäftigen, künftig nicht allein sich damit begnügen, zerriebene Hirnsubstanz oder Nerven zu analysieren, sondern die einzelnen Theile derselben zu isolieren suchen.“ (EHRENBERG 1833 a).

EHRENBERG äußert sich ferner zu allgemeinen Fragen. Für ihn war die Naturwissenschaft nicht nur ein faszinierendes Forschungsgebiet, sondern eine Wissenschaft, deren Ergebnisse für die Entwicklung der Menschheit von besonderer Bedeutung sind. In einem Brief an den Präsidenten der Leopoldina brachte er diese Gedanken folgendermaßen zum Ausdruck: „Ich denke nun einmal, daß alles Heil der Menschheit aus der Naturgeschichte entspringen muß“ (HANSTEIN 1877). In mehreren Arbeiten wird seine Verantwortung spürbar, die er für die weitere Entwicklung der Menschheit mitzutragen bereit ist. In einer Rede zur Übernahme seines Rektorats im Jahre 1856 spricht er von dem Streben des Menschengeschlechts nach dem Bewußtwerden der Welt „in allen Theilen der äußeren Erscheinung sowohl als der inneren Gesetze des Denkens". Dieses Streben sei „in den Denkgesetzen des geistigen Menschen unabweisbar vorhanden ..." Er schließt daraus, „daß es als Bestimmung des Menschengeschlechts vorliegt, daß in künftigen Jahrtausenden, nicht wie in dem verflossenen, nur einzelne Menschen dieses Bewußtsein in immer höherem Grade erlangen, sondern daß die mit eifriger Liebe zu belehrenden und mildem Ernst zu leitenden Völker der ganzen Erde dieses Bewußtwerdens in Masse theilhaftig sein sollen." (zit. nach Hanstein 1877). Ehrenberg bekennt sich mit diesen Worten zu einer progressiven geistigen Entfaltung der Menschheit, welche durch Entwicklung des Denkens zu einer vollkommeneren Ethik gelangen sollte.

Die Aufrichtigkeit seines Charakters wurde in mehreren Situationen seines Lebens deutlich: Als der Minister der geistlichen, Unterrichts- und Medizinangelegenheiten Eichhorn einen Regierungsbevollmächtigten zur staatlichen Kontrolle der Universität einsetzte, kam es zu einem Protestschreiben. Von 51 Ordinarien der Berliner Universität wagten jedoch nur 31 zu unterzeichnen, darunter Ehrenberg! (Laue 1895).

Ehrenberg gehörte zu jenen Forschern, deren Lebenswerk bereits zu Lebzeiten eine breite Anerkennung gefunden hat. Viele Fachkollegen äußerten sich in Veröffentlichungen anerkennend über die Arbeiten Ehrenbergs. Johannes Müller (1833/1834) sprach von „großen Entdeckungen" Ehrenbergs. Wagner (1846/1850) bezeichnete Ehrenbergs Untersuchungen als „bahnbrechend" und selbst Charles Darwin hat sich in einem Brief an Ehrenberg sehr anerkennend geäußert: „Owing to some delay in the transit, I received only yesterday your letter of Oct. 20th. together with your extremely kind present of your last work. That a veteran who has done such great service for science, and one whom I have reverenced for between 30 and 40 years, should esteem one worthy of receiving this present with its flattering inscription and your generous letter, is on my judgment one of the greatest honours which could possibly be conferred on me. Pray accept my succour thanks and with profound respect, I beg leave to remain Honoured Sir yours very truly obliged Charles Darwin".[13]

Ehrenberg sind zahlreiche weitere Ehrungen und Anerkennungen zuteil geworden. Von 1842 bis 1867 war er Ständiger Sekretär der physikalisch-mathematischen Klasse der Preußischen Akademie der Wissenschaften in Berlin. Nach Laue (1895) war er Mitglied bzw. Ehrenmitglied von etwa 70 gelehrten Körperschaften und Vereinen. Ferner war er Mitglied der Akademien in München, Stockholm, Kopenhagen, St. Pertersburg und Wien und erhielt nach Humboldts Tod 1860 Sitz im Institut de France. „eine Ehre, die einem Deutschen nicht häufig widerfährt" (Laue 1895). Er wurde „Master of arts" in Cambridge und Mitglied der „Royal Society of Sciences" in London. Ihm wurden zahlreiche Orden verliehen, darunter der Orden Pour le mérite der Friedensklasse. Nach LAUE wurden ihm u. a. folgende weitere Auszeichnungen zuteil: Der Prix pour Physiologie expérimentale de l'Institut de Paris 1832; der Sömmering-Preis Frankfurt a. M. 1837 und vor seinem Tode die erstmalig verliehene Leeuwenhoekmedaille sowie der Prix Cuvier. Ihm wurde ferner eine goldene Denkmünze geprägt, die sein Brustbild umgeben von einem Kranz von Protozoen zeigt.

Aus Anlaß seines 50jährigen Doktorjubiläums wurden ihm nochmals große Verehrung und Anerkennung zuteil. Sein Heim in Berlin in der Französischen Straße 29 war beim Empfang der zahlreichen Delegationen und Freunde festlich geschmückt. Ihm wurde ein weiterer Orden, eine goldene Erinnerungsmedaille (Abb. 25) sowie zahlreiche Glückwunschadressen und Geschenke und der Ehrenbürgerbrief seiner Heimatstadt Delitzsch überreicht (LAUE 1895).

In der im Nachlaß EHRENBERGS noch vorhandenen Glückwunschadresse der Medizinischen Fakultät von Breslau heißt es u. a.: „So haben Sie Ihren hochgefeierten Namen den Auserwählten zugesellt, welche in der Geschichte der Wissenschaft neue Epochen der Entwicklung bezeichnen. Mit unvergänglichem Ruhm glänzt er unter den größten Naturforschern aller Zeiten".[14] So hatte EHRENBERG aus Anlaß seines 50. Doktorjubiläums nochmals Anerkennung und Verehrung in einem Ausmaß erlebt, wie sie nur selten einem Forscher zuteil wird.

Die erstaunlichen Leistungen EHRENBERGS wären ohne die verständnisvolle Fürsorge durch seine Ehefrau, Julie EHRENBERG, nicht möglich gewesen. Sie war die Tochter des dänischen Konsuls in Wismar und die Schwester der Ehegattin von Professor Heinrich ROSE, mit dessen Bruder, Gustav ROSE, Alexander von HUMBOLDT gemeinsam mit EHRENBERG die Reise zum Ural unternahm. Seit der Vermählung am 20. Mai 1831 in Wismar hatte sich ein sehr enges freundschaftliches Verhältnis zu den nunmehr verwandten Familien des Chemikers Heinrich ROSE und des Mineralogen Gustav ROSE entwickelt. Eine kulturelle Atmosphäre bestimmte die Begegnung zwischen den Familien, die Frau Julie EHRENBERG mit Freude und Geschick zu arrangieren verstand. Aus dieser Ehe sind 4 Töchter und 2 Söhne hervorgegangen, wobei 1 Sohn schon im Alter von 2 Jahren durch Unglücksfall verstarb. Das harmonische Familienleben wurde nicht nur durch den Tod dieses Sohnes getrübt, sondern auch später etwa 1844 durch die Erkrankung seiner Frau an einem „Brustleiden".

Am 5. 7. 1848 starb Julie EHRENBERG. LAUE (1895) zitiert hierzu einen Brief EHRENBERGS an seinen Freund MARTIUS: „In welchem Zustand ich während sie jedem Troste leicht zugänglich blieb, dem unaufhaltsam herannahenden Scheiden entgegen sah, wirst Du, der Du selbst eine treue, seelenvolle Freundin für's Leben gefunden hast, Dir vorstellen. Ohne Hoffnung habe ich bis auf den letzten Augenblick an die Hoffnung mich angeklammert und vor ihr und den Kindern sie nicht verschwinden lassen. Ich habe unaussprechlich gelitten. Jetzt hängt ihr Bild vor mir. Die Kinder spielen um mich. Es ist, als wäre Alles in Ruhe und Ordnung. Die 17 Jahre glückliche Zeit sind wie ein Traum, ..."

Vier Jahre nach dem Tode von Julie EHRENBERG heiratete er Lina FRICCIUS, die

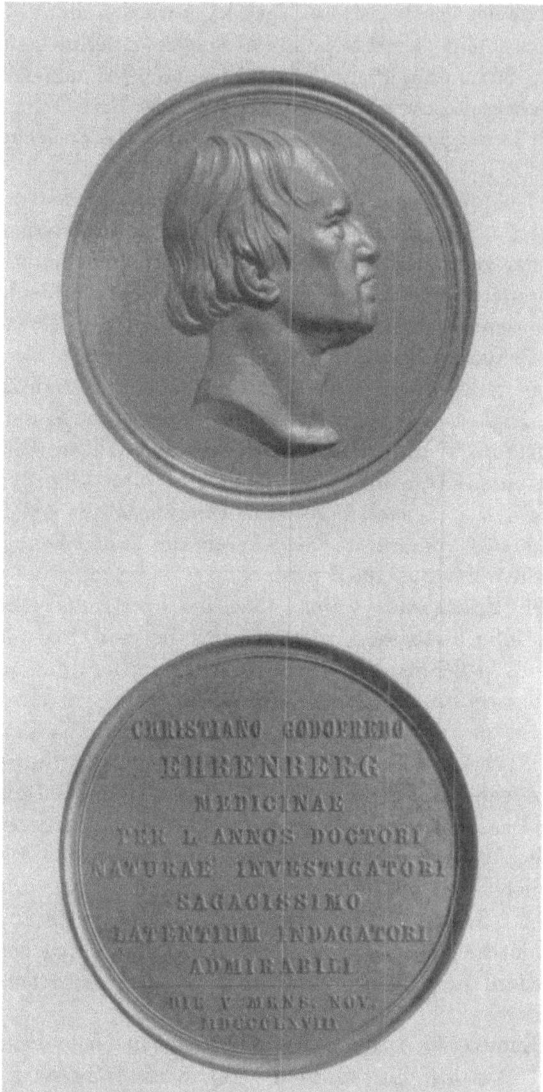

Abb. 25 Medaille von Emil Weigand zum 50. Doktorjubiläum von Christian Gottfried Ehrenberg am 5. 11. 1868. Aufnahme und Besitz: Staatliche Museen zu Berlin, Münzkabinett

Tochter des Oberlandgerichtsrates C. Fr. FRICCIUS und Nichte des Chemikers MITSCHERLICH. Lina EHRENBERG verstand es, das einsam gewordene Haus erneut durch kulturvolle Geselligkeit zu beleben. Doch etwa die letzten zehn Jahre seines Lebens waren durch Krankheit getrübt. 1864 zog er sich einen Schenkelhalsbruch zu, der zwar gut verheilte, doch stellte sich im folgenden Jahr eine Linsentrübung ein, die EHRENBERG besonders hart traf, weil er seine Tätigkeit am Mikroskop, die ihm Lebensinhalt geworden war, schließlich ganz einstellen mußte.

Wie sehr er doch unter diesem Zustand litt, bezeugt ein Brief[15] vom 20. 7. 1867, den EHRENBERG an seinen Freund, den Mineralogen Gustav ROSE auch unter dem Eindruck der durch seinen Gesundheitszustand bedingten Aufgabe seines Amtes als ständiger Sekretär der physikalisch-mathematischen Klasse der Akademie der Wissenschaft schrieb: „Der Muth muß wachsen, wenn das Unglück sich häuft! Du siehst, daß ich in die dritte Unglückssphäre eingetreten bin, Fuß, Auge und Herz haben nach einander die Proben menschlicher Ertragungsfähigkeit abzulegen. Der Fuß heilt, der Nebel geht seiner Reife in kurzer Zeit entgegen und es gilt nun die Wallungen aufregender Blutzirkulation nieder zu halten. Ich möchte gern dankbar sein, aber die Formen, welche mir auferlegt werden, sind abkühlend und drückend. Es versteht sich von selbst, daß die leiseste Andeutung des Lästigwerdens meine Entsagung bedingt, die 25 Jahre meiner Amtsthätigkeit liegen vor und erleichtern mir im eigenen Bewußtsein die Härte der Form, welche den nöthigen Abschluß herbeiführt." Weiter führt er aus, daß er schon die Niederlegung des Amtes für eine der nächsten Sitzungen der Akademie in Aussicht gestellt habe, dann fährt er fort: „Hiermit denke ich mich selbst zu beruhigen und habe ich auch in meinem Leben nicht das erreicht, was ich erstrebt habe, so lebt doch das Gefühl in mir, daß ich in der Wissenschaft nicht ohne manchen glücklichen Erfolg thätig gewesen bin."

EHRENBERG wurde von seinem Kollegen Albrecht von GRAEFE in der berühmten Klinik der damaligen Karlstraße mit Erfolg operiert und zu seiner besonderen Freude konnte er wieder am Mikroskop tätig sein. Einige im Archiv der Akademie der Wissenschaften der DDR vorhandene Briefentwürfe EHRENBERGS an Albrecht VON GRAEFE bezeugen die tiefe Dankbarkeit, welche EHRENBERG gegenüber VON GRAEFE empfand.

In den letzten Jahren seines Lebens wurde ihm seine Tochter Clara zu einer unschätzbaren Hilfe. Sie ersetzte ihm „jeden wissenschaftlichen Assistenten, Schreiber, Vorleser und Zeichner." (LAUE 1895). Die letzten Werke EHRENBERGS sind das Ergebnis einer Zusammenarbeit mit seiner Tochter Clara, der HANSTEIN (1877) sein Werk über EHRENBERG gewidmet hat. LAUE (1895) zitiert eine ausländische Stellungnahme hierzu: „Mehrere Tafeln sind das Werk seiner Tochter, der treuen und hingebenden Gehilfin, welche sein Alter mit anhaltendster Pflege umgab, sie arbeitete an seiner Seite, sie lebte sich in seine Gedanken ein und hielt ihm jede körperliche Anstrengung wie jede Aufregung fern. Dank ihrem treuen Sorgen konnte der Altmeister der Naturforscher Europa's die Augen zuthun mit dem freudigen Gefühl, seine letzten Arbeiten zu einem guten Ende geführt zu haben und in dem sicheren

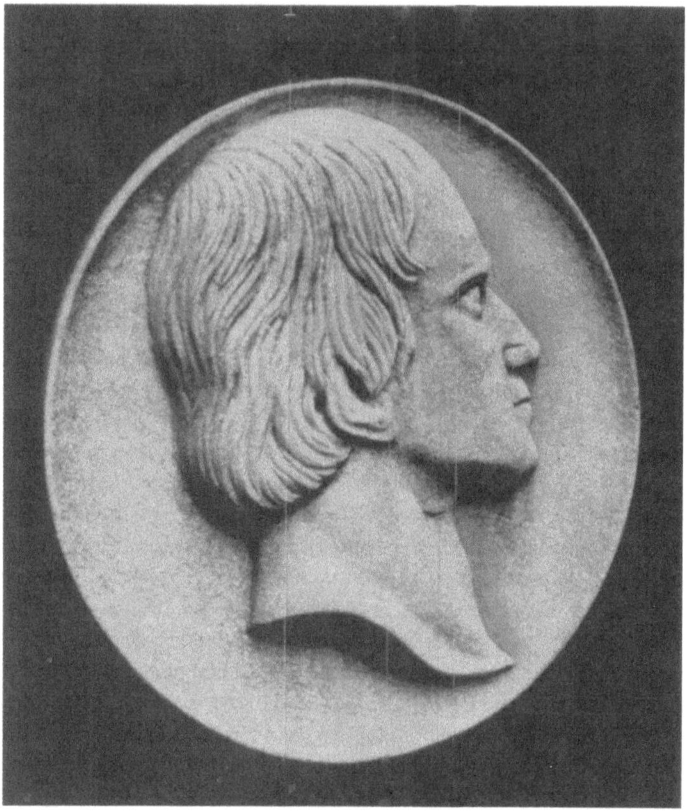

Abb. 26 Relief am Grabmal EHRENBERGS auf dem Kirchhof St. Marien und St. Nicolai in Berlin. Pflege der Grabstätte im Auftrag der Akademie der Wissenschaften der DDR. Aufgenommen 1976.

Bewußtsein daß die zarteste und verständnisvollste Sorgfalt über ihrer Veröffentlichung wachen werde."

Dem stillen Wirken dieser außergewöhnlichen Frau ist es zu verdanken, daß EHRENBERG auch im hohen Alter die Freude und Befriedigung bei der mikroskopischen Arbeit erlebte und so auch die letzten Jahre seines Lebens der Forschung widmen konnte. Als Christian Gottfried EHRENBERG am 27. Juni 1876 im Alter von 81 Jahren in Berlin starb, war ein erfülltes Leben im Dieste der Wissenschaft dahingegangen. Auf dem Kirchhof St. Marien in Berlin[16] vor dem ehemaligen Prenzlauer Tor, wo auch der Geograph Karl RITTER, der Mineraloge Gustav ROSE und der Chemiker Heinrich ROSE liegen, fand er seine letzte Ruhestätte. Auf seinem Grab, das noch heute im Auftrag der Akademie der Wissenschaften der DDR gepflegt wird, befindet sich ein Obelisk mit seinem Bildnis und jenen Worten Ehrenbergs, die er seiner Dissertation voranstellte und die ihm Leitmotiv seines Wirkens wurden:

Der Welten Kleines auch ist wunderbar und groß
und aus dem Kleinen bauen sich die Welten.

Danksagung

Frau Diplom-Archivar Dr. phil. Herta Battré, Archiv der Akademie der Wissenschaften der DDR, habe ich für ihre große Hilfsbereitschaft bei der Sichtung des Nachlasses Ehrenberg zu danken. Ferner danke ich Frau Dr. rer. nat. Ilse Jahn, Bereich Zoologisches Museum, und Herrn Dr. rer. nat. S. Locker, Bereich Paläontologisches Museum, für die Unterstützung bei der Durchsicht des Nachlasses Ehrenberg im Museum für Naturkunde. Der Direktorin des Kreismuseums in Delitzsch bei Leipzig, Frau Christel Moltrecht, sowie dem Leiter des Archivs der Humboldt-Universität, Herrn Dipl.-Historiker Heinz Kossack, danke ich ebenfalls für ihre Bemühungen. Schließlich verdanke ich einige Literaturhinweise meinem Mitarbeiter, Dozent Dr. med. Hans-Hermann Loetzke, Oberarzt am Anatomischen Institut der Humboldt-Universität, Bereich Medizin (Charité).

8. Anmerkungen

1 v. d. Star, P. Die Geschichte des Mikroskopes bis zum Ende des 19. Jahrhunderts, Jen. Rundschau 4. Jahrg. (1959) 178—185.
2 Meyers Neues Lexikon, zweite Auflage in 18 Bänden. VEB Bibliographisches Institut Leipzig, 1972. Handwörterbuch der Naturwissenschaften, zweiter Band. Herausgegeben von E. Korschelt et al. Verlag G. Fischer, Jena 1912.
3 Diese Angaben verdanke ich Herrn Dr. rer. nat. S. Locker, Museum für Naturkunde, Bereich Paläontologisches Museum, Berlin.
4 AdW der DDR — Archiv: Kön. Preuß. Akademie der Wissenschaften Abschnitt II (1812 ff) Abtgl. III a und b.
5 Archiv der Humboldt-Universität Berlin, Med. Fakultät, Dekanat Nr. 13/78, 1827—1841 Blatt 5 ff.
6 Archiv der Humboldt-Universität, Verzeichnis der Vorlesungen.
7 AdW der DDR — Archiv Sign. II — Vc — Bd. 2
8 AdW der DDR — Archiv Sign. II — Va — Bd. 14.
9 Gemeint sind die „cylindrischen Nervenröhren“.
10 AdW der DDR — Archiv Sign. Nachl. Ehrenberg, K9.
11 Ehrenberg wird nicht erwähnt!
12 Wie auch bei Stieda (1899) war die mir zugängliche Dissertation Remaks leider ohne Bildtafel. Die Arbeit Remak (1838 b) enthält keine Abbildungen. Meine Angaben beziehen sich auf die von Van der Loos (1967) veröffentlichten Bilder von Remak.
13 AdW der DDR — Archiv Sign. Nachlaß Ehrenberg, K 7.
14 AdW der DDR — Archiv Sign. Nachlaß Ehrenberg, K 1.
15 Archiv der Akademie der Wissenschaften der DDR, Nachlaß Ehrenberg.
16 Heute: Kirchhof St. Marien und Nicolai, DDR-1054 Berlin, Prenzlauer Str. 62.

9. Literaturverzeichnis

Arnemann, J.: Versuche über die Regeneration an lebenden Tieren. bei Dieterich, Göttingen (1787).

Arnold, F.: Handbuch der Anatomie des Menschen mit besonderer Rücksicht auf Physiologie und praktische Medicin. Freiburg im Breisgau, Erster Band Herder'sche Verlagshandlung 1845.

Berres, J.: Microscopische Beobachtungen über die peripherischen Gefäß-Verzweigungen. Medicinische Jahrbücher des österreichischen Staates **15** (1834) 236—262.

Berres, J.: Microscopische Beobachtungen über die innere Bauart der Nerven und Central-Theile des Nervensystems. Medicin. Jahrb. des österr. Staates **18** (1835) 274—302.

Bidder, F. H., und A. W. Volkmann: Die Selbständigkeit des sympathischen Nervensystems durch anatomische Untersuchungen nachgewiesen. Leipzig 1842, Verlag von Breitkopf und Härtel.

Bidder, F. H.: Zur Lehre von dem Verhältnis der Ganglienkörper zu den Nervenfasern. Nebst einem Anhange von Dr. A. W. Volkmann. Mit zwei Kupfertafeln. Leipzig 1847, Verlag von Breitkopf und Haertel.

Bruch, C.: Ueber das Nervensystem des Blutegels. Ein Beitrag zur topographischen Histologie des Nervensystems. Zeitschr. f. wissensch. Zoologie 1 (1849) 164—174.

Della Torre, M.: Nuove osservazione microscopiche, Neapel 1776, zit. nach Stieda 1899.

Dietrich, W. O.: Geschichte der Sammlungen des Geologisch-Paläontologischen Instituts und Museums der Humbold-Universität zu Berlin. Ein Beitrag zur Paläontologie-Geschichte. Ber. der Geol. Gesellschaft Heft 4 (1961) 247—289.

Dutrochet, H.: Recherches anatomiques et physiologiques sur la structure intime des animaux et des végétaux, et sur leur motilité. Paris, Baillière 1824.

Ehrenberg, C. G.: Sylvae Mycologicae Berolinensis.
Dissertatio inaug. anno MDCCCXVIII Berolinae: Formis Th. Bruschke.

Ehrenberg, C. G.: Ueber die Organisation und auch ein Nervensystem der Infusionsthierchen. Ein Beytrag zur richtigern Beurtheilung dieser Naturkörper. Oken's Isis XXIII, Heft I—XII (1830) 758—772.

Ehrenberg, C. G.: Ueber das Cholera-Thierchen. Ann. Physik und Chemie 22 (1831) 616—620.

Ehrenberg, C. G.: Ueber das Entstehen des Organischen aus einfacher sichtbarer Materie, und über die organischen Molecülen und Atomen insbesondere, als Erfahrungsgegenstände, nebst Betrachtungen über die Sehkraft des menschlichen Auges, Ann. Physik und Chemie 24 (1832) 1—48.

Ehrenberg, C. G.: Nothwendigkeit einer feineren mechanischen Zerlegung des Gehirns und der Nerven vor der chemischen, dargestellt aus Beobachtungen von C. G. Ehrenberg. Ann. Physik 28 (1833a) 449—473.

Ehrenberg, C. G.: Ueber die Structur des Gehirns und der Nerven. Notizen auf dem Gebiete der Natur- und Heilkunde. Froriep, Notizen XXXVII (1833b) 260—262.

Ehrenberg, C. G.: Beobachtungen einer bisher unbekannten auffallenden Structur des Seelenorgans bei Menschen und Thieren. Abhandl. der Königl. Akademie der Wissenschaften zu Berlin aus dem Jahre 1834a (gedruckt 1836) 665—721. vorgetragen in der Akademie der Wissenschaften am 24. 10. 1833.

Ehrenberg, C. G.: Bemerkungen zum vorhergehenden Aufsatz. (Schreiben des Hrn. Prof. C. G. Ehrenberg an den Herausgeber.) Ann. Physik und Chemie 31, 1834 b, Verlag Johann Ambrosius Barth, 119—123.

Ehrenberg, C. G.: Die Infusionsthierchen als vollkommene Organismen. Ein Blick in das tiefere organische Leben der Natur......
Nebst einem Atlas von 64 color. Kupfertafeln, gez. vom Verfasser, Leipzig: Voß 1838.

Ehrenberg, C. G.: Mikrogeologie. Das Erden und Felsen schaffende Wirken des unsichtbar kleinen selbständigen Lebens auf der Erde. Nebst 41 Tafeln mit über 4000.... Fig. gez. v. Verf. Leipzig, Voß 1854.

Fontana, F.: Traité sur le vénin de la vipere, sur les poisons Americains, sur le laurier-cerise et sur quelques autres poisons vegetaux.
Florence 1781.

Fontana, F.: Abhandlung über das Viperngift, die Amerikanischen Gifte, das Kirschlorbeergift und einige andere Pflanzengifte nebst einigen Beobachtungen über den ursprünglichen Bau des thierischen Körpers, über die Wiedererzeugung der Nerven und der Beschreibung eines neuen Augenkanals. F. Himburg, Berlin (1787).

Hannover, A.: Die Chromsäure, ein vorzügliches Mittel bei mikroskopischen Untersuchungen. Müller's Arch. Anat. Physiol. wiss. Med. Verlag von Veit et Comp. Berlin (1840) 549—556.

Hannover, A: Recherches microscopiques sur le système nerveux. Copenhague—Paris—Leipzig: Philipsen, Brockhaus & Avenarius (1844).

Hanstein, J.: Christian Gottfried Ehrenberg. Ein Tagwerk auf dem Felde der Naturforschung des neunzehnten Jahrhunderts. Bonn, bei Adolph Marcus 1877

Harnack, A.: Geschichte der königl. preuß. Akademie der Wissenschaften zu Berlin in zwei Bänden. Berlin 1900.

Helmholtz, A.: De fabrica systematis nervosi evertebratorum. Berolini. Inaug. diss. 1842.

Henle, J.: Allgemeine Anatomie. Lehre von den Mischungs- und Formbestandtheilen des menschlichen Körpers. Verlag v. Leopold Voß, Leipzig 1841.
In: Samuel Thomas von Sömmerring vom Baue des menschlichen Körpers. 6. Band.

Hering, Hygienisches über den Staub.
Abhandl. u. Vortr. aus dem Gesamtgebiete der Naturwissenschaft Bd. IV Nr. 2 (1891) Seite 6, zit. nach Laue 1895.

Heusinger, C. Fr.: System der Histologie. Erster Theil: Histographie. Eisenach 1822 bei Johann Friedrich Bärecke.

Hildebrandt, Fr.: Lehrbuch der Anatomie des Menschen. Braunschweig 1803. Vierter und letzter Band.

Jahn, I., Ehrenberg, Christian Gottfried. Dictionary of scientific biography. Ed. Charles Coulston Gillispie. New York 1970.

Jahn, I.: Über die Einwirkung Alexander von Humboldts auf die Entwicklung der Naturwissenschaften an der Berliner Universität. Wiss. Zschr. d. Humboldt-Univ. zu Berlin, Math.-Nat. R. XXI (1972) 131—144.

Kirsche, W.: Zur funktionellen Morphologie der neuronalen Organisation. In: Ergebn. d. exp. Medizin **25** (1977). Verlag Volk und Gesundheit Berlin.

Kölliker, A.: Die Selbständigkeit und Abhängigkeit des symphatischen Nervensystems durch anatomische Beobachtungen bewiesen. Ein akad. Programm. Zürich 1844.

Kölliker, A.: Neurologische Bemerkungen. Zeitschr. f. wissensch. Zoologie Band. I Leipzig 1849, 135—163.

Kölliker, A.: Handbuch der Gewebelehre des Menschen. Leipzig, Verlag v. Wilhelm Engelmann 1852.

Krause, C.: Einige Bermerkungen über die feinsten Nervenfasern. Ann. Physik und Chemie **31** (1834) 113—119.

Laue, M.: Christian Gottfried Ehrenberg. Ein Vertreter deutscher Naturforschung im neunzehnten Jahrhundert 1795—1876. Verlag Julius Springer, Berlin 1895.

Lenz, M.: Geschichte der Universität Berlin. Verlag der Buchhandlung des Waisenhauses Halle 1918 in 4 Bänden, Band II, 2. Hälfte 1918.

Locker, S.: Christian Gottfried Ehrenberg (1795—1876). Begründer der Mikropaläontologie. in Vorbereitung.

Lülfing, H. und R. Unger: Die Nachlässe in wissenschaftlichen Instituten und Museen und in den allgemein bildenden Bibliotheken. Deutsche Staatsbibliothek 1968 und 1971.

Mayer, C.: Ueber Histologie und eine neue Eintheilung der Gewebe des menschlichen Körpers. Bonn 1819 bei Adolph Marcus.

Meckel, J. Fr.: Handbuch der menschlichen Anatomie. Erster Band: Allgemeine Anatomie. Buchhandl. des Hallischen Waisenhauses Halle u. Berlin 1815.

Monro, A.: Bemerkungen über die Struktur und Verrichtungen des Nervensystems (aus dem Englischen übersetzt). Schwickertscher Verlag, Leipzig 1787.

Müller, J.: Handbuch der Physiologie des Menschen. Erster Band: Erste Abteilung 1833, zweite Abteilung 1834. Verlag von J. Hölscher, Coblenz 1833.

Prochasca, G.: De structura nervosum, tractatus anatomicus tabulis aeneis illustratus Vindobonae 1779.

Purkinje, J. E.: Neueste Untersuchungen aus der Nerven- und Hirnanatomie. In: K. Sternberg und J. V. von Krombholz (Hrsgr.) Bericht über die Versammlung deutscher Naturforscher und Aerzte in Prag im September 1837, Prag, Hasse, 177—180.

Purkinje, J. E.: Neueste Beobachtungen über die Struktur des Gehirns. (Uebersicht der Arbeiten etc. im Jahre 1837, S. 87—88 Breslau 1838).
Opera Omnia Tomus II. Pragae 1937 Purkynova Spolecnost. S. 88.

Purkinje, J. E.: Beobachtungen, betreffend die innerste Struktur der Nerven. Opera Omnia Tomus II. Pragae 1937 Purkynova Spolecnost, S. 88—89.

Purkinje, J. E.: Ueber die Struktur des Seelenorgans. Opera Omnia Tomus II. Pragae 1937 Purkynova Spolecnost. S. 87—88.

Remak, R.: Neurologische Notizen. Neue Notizen aus dem Gebiete der Natur- und Heilkunde von Froriep zu Weimar 45 (1837) 216.

Remak, R.: Observationes anatomicae et microscopicae de systematis nervosi structura. Diss. Inaug. in Alma literarum Universitate Friderioa Guilelma 30. Jan. 1838a.

Remak, R.: Über die Structur des Nervensystems. Froriep's neue Notizen aus dem Gebiete der Natur- und Heilkunde 6 (1838b) 342—346.

Rudolphi, K. A.: Grundriß der Physiologie. Erster Band. Bei Ferdinand Dümmler Berlin 1821.

Scharf, J.-H.: Sensible Ganglien. In: Handbuch der mikroskopischen Anatomie des Menschen, Nervensystem 3. Teil. Springer-Verlag, Berlin-Göttingen-Heidelberg 1958.

Scharf, J.-H.: Neuronenlehre und Reticulumtheorie als mögliche Bauprinzipien des Nervensystems. Wissenschaftl. Zeitschrift der Martin-Luther-Universität Halle—Wittenberg. Math.-Nat. IX/1 (1960) 81—98.

Schleiden, M.: Beiträge zur Phytogenesis. Arch. Anat. Physiol. (1838) 137—176.

Schroeder van der Kolk, J. L. C.: Bau und Function der Medulla spinalis und oblongata und nächste Ursache und rationelle Behandlung der Epilepsie. Braunschweig, Verlag Vieweg und Sohn 1859.

Schwann, Th.: Mikroskopische Untersuchungen über die Übereinstimmung in der Struktur und dem Wachstume der Tiere und Pflanzen. Hrsg. F. Hünseler, Leipzig, Verlag von Wilhelm Engelmann 1910 (Originalausgabe: Verlag der Sander'schen Buchhandlung Berlin 1839).

Sömmerring, S. Th.: Vom Baue des menschlichen Körpers Theil 5, Abth. I: Hirn- und Nervenlehre. Varrentrapp und Wenner Frankfurt am Main 1791.

Star, P. v. d.: Die Geschichte des Mikroskops bis zum Ende des 19. Jahrhunderts. Jenaer Rundschau 4. Jahrg. (1959) 178—185.

Stieda, L.: Geschichte der Entwicklung der Lehre von den Nervenzellen und Nervenfasern während des XIX. Jahrhunderts. I. Teil: von Sömmerring bis Deiters. Abdruck aus der Festschrift zum 70. Geburtstag von C. v. Kupffer. Verlag von Gustav Fischer, Jena. 1899.

Treviranus, G. R.: Ueber die organischen Elemente des thierischen Körpers. Vermischte

Schriften anatomischen und physiologischen Inhalts. Von G. R. Treviranus und L. Chr. Treviranus 1. Band (1816) Göttingen bey Joh. Friedr. Röwen, S. 117—144.

Treviranus, G. R.: Neue Untersuchungen über die organischen Elemente der thierischen Körper und deren Zusammensetzungen. Bremen 1835/1837 Band I Heft 1—3. In: Beiträge zur Aufklärung der Erscheinungen und Gesetze des organischen Lebens von G. R. Treviranus.

Treviranus, L. C.: Tafeln zur Erläuterung der neuen Untersuchungen über die organischen Elemente der thierischen Körper und deren Zusammensetzung. Nach des Verfassers Tode herausgegeben. In: Beiträge zur Aufklärung der Erscheinungen und Gesetze des organischen Lebens von G. R. Treviranus. Verlag Johann Georg Heyse. Bremen 1838.

Valentin, G.: Über den Verlauf und die letzten Enden der Nerven. Verhandl. kais. leopold.-carol. Akademie Naturforscher 10. Band, 1. Abtheilung Breslau und Bonn (1836) und 18. Band, 1. Abtheilung, S. 51—240.

Van der Loos, H.: The history of the neuron, Elsevier Publishing Company, Amsterdam-London—New York (1967) 1—47.

Van Leeuwenhoek, A.: The select works; containig his microscopical discoveries in many works of nature. Transl. from Dutch and Latin. eds. by S. Hoole London, Fry (Vol. 1) Philantropic Society Vol. 2. 1798—1807 zit. nach Van der Loos 1967.

Van Leeuwenhoek, A.: Send-brieven, zoo aan de Hoog-edele Heeren van de Koninklyke Societeit te London, als aan andere Aansienelyke en Geleerde Lieden ... Delft, Beman. 1718 zit. nach Van der Loos 1967.

Van Leeuwenhoek, A.: Epistolae physiologicae super compluribus naturae arcanis ... Delft, Beman. 1718 zit. nach Van der Loos 1967.

Wagner, R.: Symphatischer Nerv, Ganglienstructur und Nervenendigungen. In: Handwörterbuch der Physiologie mit Rücksicht auf physiologische Pathologie 3. Band, erste Abtheilung 1850. Druck und Verlag von Friedr. Vieweg und Sohn.

Weber, H. E.: Allgemeine Anatomie des Menschlichen Körpers. Friedrich Hildebrandt's Handbuch der Anatomie des Menschen. Umgearbeitet und sehr vermehrte Ausgabe besorgt von E. H. Weber 1830—1832 Braunschweig, Verlag der Schulbuchhandlung 4 Bände 1830—1832.

Weiss, P. and H. B. Hiscoe: Experiments on the mechanism of nerve growth. J. Exp. Zool. 107 (1948) 315—343.

MIX
Papier | Fördert gute Waldnutzung
FSC® C083411

Zeitfracht Medien GmbH
Ferdinand-Jühlke-Straße 7
99095 Erfurt, Deutschland
produktsicherheit@kolibri360.de